内科常见病诊疗与康复治疗

孙晓敏　吴海燕　孙延学　杨海英　吕淑萍　李红亮　主编

北京航空航天大学出版社
BEIHANG UNIVERSITY PRESS

图书在版编目（CIP）数据

内科常见病诊疗与康复治疗 / 孙晓敏等主编 .
北京 ：北京航空航天大学出版社，2024．9．-- ISBN
978-7-5124-4516-1

Ⅰ．R5

中国国家版本馆 CIP 数据核字第 2024B4D307 号

内科常见病诊疗与康复治疗

责任编辑：李　帆

责任印制：刘　斌

出版发行：北京航空航天大学出版社

地　　址：北京市海淀区学院路 37 号（100191）

电　　话：010-82317023（编辑部）　010-82317024（发行部）　010-82316936（邮购部）

网　　址：http://www.buaapress.com.cn

读者信箱：bhxszx@163.com

印　　刷：北京建宏印刷有限公司

开　　本：787 mm× 1092 mm 1/16

印　　张：11.5

字　　数：230 千字

版　　次：2024 年 9 月第 1 版

印　　次：2024 年 9 月第 1 次印刷

定　　价：68.00 元

如有印装质量问题，请与本社发行部联系调换

联系电话：010-82317024

编委会

主编	孙晓敏	滕州市中心人民医院
	吴海燕	泰安市第一人民医院
	孙延学	枣庄市妇幼保健院
	杨海英	巨野县人民医院
	吕淑萍	泰安市第一人民医院
	李红亮	菏泽市牡丹区中医医院
副主编	肖　涛	济南市长清区人民医院（山东中医药大学附属医院大学城医院）
	李良军	日照市五莲县汪湖镇卫生院
	张清华	莘县人民医院
	徐　聪	山东省泰安监狱医院
	姜　斌	莱阳市中医医院
	李　雪	乳山市育黎镇卫生院（乳山市育黎镇妇幼保健计划生育服务站）
	白海娜	通用技术航天医科内蒙古包钢医院
	唐亚群	永州市中心医院
	刘干明	莲花县荣军优抚医院
	梁　慧	徐州医科大学附属第三医院
	刘　婵	滨州市无棣县中医院

前　言

健康是人生的首要财富，医学则是捍卫人类健康的科学。在现代临床医学中，内科学极为重要，它不仅是临床医学各科的基础，而且与临床各科存在着密切关联。随着大众对医疗健康认识的不断深入，越来越多的人开始追求高品质的生活，众多医疗单位也随之开展了除骨骼肌肉和神经系统疾病以外的常见疾病康复治疗工作。

本书内容丰富，涵盖呼吸系统学、循环系统学、消化系统学、泌尿系统学和神经系统学等众多内容，详细介绍了各个系统疾病的病因、发病机制、临床表现、诊断、治疗、预防及康复治疗。

本书致力于在内科学基础上，与康复医学理论紧密结合，整合临床医学的共性诊断与治疗思路，以疾病和损伤引起的功能障碍为中心，以临床治疗和康复治疗为手段，旨在消除疾病引起的身体结构和功能障碍，提高个体的独立生活能力和生活质量，助力患者早日恢复健康状态。

鉴于编写时间较为紧迫，书中难免存在一些疏漏之处，恳请广大读者不吝批评指正，以便我们能够不断完善本书内容。

编　者

2024 年 8 月

目　录

第一章　慢性支气管炎、慢性梗阻性肺疾病

第一节　慢性支气管炎

慢性支气管炎简称慢支，是指气管、支气管黏膜及其周围组织的慢性非特异性炎症。临床以咳嗽、咳痰或伴有喘息为主要症状，以反复发作的慢性过程为特征，多见于中老年人，并随着年龄增长患病率升高。若控制不当可进展为慢性阻塞性肺疾病（COPD）和慢性肺源性心脏病。严重危害人民身体健康和生活质量。

一、病因和发病机制

（一）吸烟

吸烟是最重要的环境发病因素，吸烟者慢支的患病率比不吸烟者高 2 ～ 8 倍。烟草和烟雾中的尼古丁、煤焦油等化学物质可直接损伤气管和支气管黏膜上皮细胞，抑制纤毛运动。这容易使杯状细胞和黏液腺增生肥大、分泌旺盛，大量黏液潴留；使肺泡吞噬细胞吞噬功能减弱；使气道的净化能力削弱，有利于病原菌的入侵；还容易刺激气道副交感神经，使支气管平滑肌收缩，气道阻力增加；使氧自由基产生增多，诱导中性粒细胞释放蛋白酶，破坏肺弹力纤维，引发肺气肿等。

（二）感染因素

感染是慢支发生发展的重要因素，可造成气管、支气管黏膜的损伤和慢性炎症。以病毒和细菌感染最为常见。病毒有鼻病毒、腺病毒、呼吸道合胞病毒、流感病毒和副流感病毒等。细菌感染常继发于病毒感染，以流感嗜血杆菌、肺炎链球菌、甲型链球菌、奈瑟球菌及卡他莫拉菌等较为多见。

（三）理化因素

空气污染是慢支的重要诱发因素，污染大气中的有害气体和悬浮颗粒物、室内污染物以及寒冷干燥空气刺激均可损伤气道黏膜上皮细胞，使纤毛运动减弱，肺泡巨噬细胞吞噬功能降低，导致气道净化能力下降，为细菌入侵创造条件。

（四）过敏因素

伴有喘息症状的慢支患者常有过敏史。尘埃、尘螨、细菌、真菌、花粉及化学气体等都可能引起过敏反应，使支气管痉挛收缩、组织损害并出现炎症反应，继而引发慢支。

（五）机体自身因素

正常人呼吸道具有完善的免疫防御功能，使隆突以下气道处于无菌状态。当呼吸道局部免疫防御功能降低，或老年人肾上腺皮质功能减退，细胞免疫功能下降，溶菌酶活性降低时，容易造成呼吸道的反复感染，为慢支发生发展提供条件。另外，自主神经功能失调、气道高反应性、年龄增长和营养因素等均可能引发慢支。

二、病理

在各种致病因子的作用下，首先受到损伤的是纤毛 - 黏液系统，前期支气管黏膜上皮细胞变性、坏死、脱落，纤毛变短、粘连、倒伏、脱失；后期出现鳞状上皮化生，杯状细胞和黏液腺增生肥大、分泌旺盛，大量黏液在气道内潴留。各级支气管壁均有炎症细胞浸润及轻度纤维增生病情继续发展，炎症由支气管壁向其周围组织扩散，黏膜下层平滑肌束可断裂萎缩，肺泡弹性纤维断裂，黏膜下和支气管周围纤维组织增生，支气管壁的损伤—修复过程反复发生，进而引起支气管壁结构发生改变，管壁增厚、僵硬、塌陷，管腔狭窄，导致通气功能障碍，进一步发展成慢性阻塞性肺气肿。

三、临床表现

（一）症状

起病缓慢，病程长，反复急性发作而使病情加重。

1. 咳嗽

咳嗽的严重程度视病情而定，一般冬春季加重，夏季减轻，晨间及睡眠时有阵咳或排痰，白天此症状有所缓解。

2. 咳痰

一般为白色黏液，浆液呈泡沫性，偶可带血。晨起时排痰较多。急性感染时，痰变为黏液脓性，咳嗽和痰量也随之增加。

3. 喘息或气急

部分患者可伴有喘息，可能合并支气管哮喘。若发展为慢性阻塞性肺气肿可表现为活动后气急。

（二）体征

早期可无明显体征；急性发作时肺底部可有散在的干、湿啰音，咳嗽后可减少或消失。哮鸣音的多少不定。并发肺气肿时有肺气肿体征。

（三）临床分期

1. 急性发作期

1 周内咳、痰、喘症状明显加重，出现多量脓痰或黏液脓性痰，或伴有发热等炎症表现。

2. 慢性迁延期

不同程度的咳、痰、喘，其中一项症状迁延 1 个月以上者。

3. 临床缓解期

症状基本消失，或仅有轻微咳嗽，咳少许白痰，持续 2 个月以上者。

四、实验室和其他检查

（一）血液检查

急性发作期可出现血白细胞总数和 /（或）中性粒细胞比例升高等症状，伴有喘息者可见嗜酸性粒细胞增多。

（二）痰液检查

进行痰培养加药物敏感试验，可指导临床针对性选用抗菌药物。痰涂片染色可发现革兰氏阳性菌或革兰氏阴性菌，或大量破坏的白细胞和已破坏的杯状细胞。

（三）胸部 X 线检查

早期可无异常。反复急性发作者表现为肺纹理增粗、增多、紊乱，呈网状或条索状、点状阴影，以双下肺野明显。

（四）肺功能检查

早期可无异常，典型的肺功能改变是通气功能障碍，表现为第 1 秒用力呼气量（FEV_1）及第 1 秒用力呼气量与用力肺活量（FVC）的比值（FEV_1/FVC）降低，最大呼气流速 - 容量曲线在 75% 和 50% 肺容量时，流量明显降低，当吸入支气管舒张剂后 $FEV_1/EVC < 70\%$，提示已发展为慢性阻塞性肺疾病。

五、诊断和鉴别诊断

（一）诊断

慢性咳嗽、咳痰，或伴有喘息，每年发病持续 3 个月或更长时间，连续 2 年或 2 年以上，并排除可引起上述症状的其他疾病（如肺结核、肺脓肿、支气管扩张和支气管哮喘等）可作出诊断。

（二）鉴别诊断

1. 肺结核

肺结核患者常有午后低热、盗汗、乏力、食欲缺乏及消瘦等结核中毒症状。痰涂片找抗酸杆菌及胸部 X 线检查可鉴别。

2. 支气管哮喘

哮喘发病年龄较小，以反复发作性喘息为主要症状，一般无慢性咳嗽、咳痰病史，发作时双肺可闻及哮鸣音。部分患者以刺激性咳嗽为特征，灰尘、油烟、空气等容易诱发咳嗽，常有家庭或个人过敏疾病史；抗生素治疗无效，支气管激发试验阳性可鉴别。

3. 支气管扩张

典型患者表现为慢性咳嗽、咳大量脓痰、反复咯血，在下胸部和背部可闻及局限固定的粗湿啰音。胸部 X 线检查及高分辨率 CT 检查有助于鉴别。

4. 支气管肺癌

多数患者有长期大量吸烟史，常为无痰或少痰的刺激性干咳，多为持续性，或原有咳嗽史，近期咳嗽性质发生改变，常伴有痰中带血。有时表现为反复同一部位的阻塞性肺炎，经抗生素治疗未能完全消退。胸部电子计算机断层扫描（CT）及纤维支气管镜等检查可明确诊断。

六、治疗

（一）急性发作期的治疗

1. 控制感染

感染是慢支急性加重的最主要诱因，因此，积极有效地控制感染至关重要。依据患者具体情况经验性选用抗菌药物，如头孢菌素类、喹诺酮类、大环内酯类、β- 内酰胺类或氨基糖苷类等药物，一般可以口服给药，病情严重时静脉给药。如果能培养出致病菌，可按药物敏感试验针对性选用抗菌药物。

2. 祛痰镇咳

选用以祛痰为主的药物，如溴己新、盐酸氨溴索及桃金娘油等。镇咳药仅用于以干咳为主的患者，如右美沙芬、那可丁或其合剂等。

3. 解痉平喘

伴有喘息者可加用解痉平喘药，首选 β_2 受体激动剂吸入，如沙丁胺醇或特布他林气雾剂；长效 β_2 受体激动剂加糖皮质激素吸入等。

（二）缓解期的治疗

戒烟，避免有害气体和其他有害颗粒的吸入；适当锻炼，预防感冒；反复呼吸道感染者，可试用免疫调节剂或中医中药；在无感染的情况下，一般不进行作预防性药物治疗。

七、预后

部分患者可控制，不影响工作、学习；部分患者可发展成慢性阻塞性肺疾病甚至慢性肺源性心脏病，预后不良。

（吴海燕）

第二节　慢性阻塞性肺疾病

慢性阻塞性肺疾病简称慢阻肺，是一种常见的可以预防和治疗的疾病。以持续性呼吸道症状和气流受限为特征，由显著暴露于有害颗粒物或气体造成的气道和 /（或）肺泡异常引起。呼吸困难、咳嗽和 /（或）咳痰是最常见的症状。

慢阻肺与慢支和肺气肿密切相关。多数慢阻肺患者是由慢支和肺气肿发展而来的。肺气肿是指肺部终末细支气管远端气腔过度充气，持久膨胀，弹性降低，肺容量增加，并伴有肺泡壁和细支气管壁的破坏，而无明显肺纤维化的病理状态。当慢支、肺气肿患者肺功能检查出现持续气流受限时，则可诊断为慢阻肺。

一、病因和发病机制

（一）病因

确切的病因尚不完全清楚。吸烟是 COPD 的主要危险因素，但是其他环境暴露因素也与 COPD 的起病和发展密切相关，如生物燃料暴露和空气污染等。宿主因素在 COPD 进展过程中也起着重要的作用，包括遗传异常、肺部异常发育和加速老化等。

（二）发病机制

COPD 的发病机制尚未完全明了。吸入有害颗粒或气体可引起肺内氧化应激增强、蛋白酶和抗蛋白酶失衡及肺部炎症反应。气道、肺实质及肺血管的慢性炎症是慢阻肺的特征。激活的炎症细胞（如肺泡巨噬细胞、中性粒细胞等）释放多种炎性介质，包括白三烯、白介素、肿瘤坏死因子等，这些炎性介质能够破坏肺的结构和 /（或）促进中性粒细胞炎症反应。自主神经系统功能紊乱也在慢阻肺的发病中起重要作用。此外，营养不良、气温变化等都有可能导致慢阻肺的发生。

二、病理

主要表现为慢支及肺气肿的病理改变。肺气肿的病理改变可见肺过度膨胀，体积增大，弹性降低；外观灰白或苍白，表面可见多个大小不一的大疱。镜检见肺泡壁变薄，肺泡腔扩大、破裂或形成大疱，血液供应减少，弹力纤维网被破坏。按累及肺小叶的部位，可将阻塞性肺气肿分为小叶中央型、全小叶型及介于两者之间的混合型三类，其中以小叶中央型最为多见。小叶中央型是终末细支气管或一级呼吸性细支气管炎症导致的管腔狭窄，其远端的二级呼吸性细支气管呈囊状扩张，其特点是囊状扩张的呼吸性细支气管位于二级小叶的中央区。全小叶型是呼吸性细支气管狭窄引起所属终末肺组织（如肺泡管、肺泡囊及肺泡）的扩张，其特点是气肿囊腔较小，遍布于肺小叶内。有时两型同时存在一个肺内称混合型肺气肿。多在小叶中央型基础上并发小叶周边区肺组织膨胀。

三、临床表现

（一）症状

1. 慢性咳嗽

慢性咳嗽通常为首发症状，最初以晨间咳嗽明显，夜间有阵咳或排痰。逐渐进展为持续性咳嗽，随病程发展可终生不愈。

2. 咳痰

一般为白色黏液或浆液性泡沫痰，清晨排痰较多，白天少。合并感染时痰量增多，常有脓性痰。

3. 气短或呼吸困难

气短或呼吸困难是 COPD 的典型症状，早期仅于劳力时出现，呈进行性加重趋势，以致在日常活动甚至休息时也感气短，是活动受限和焦虑的主要原因。

4. 喘息和胸闷

喘息和胸闷不是慢阻肺的特异性症状，部分患者特别是重度患者可有喘息，胸部紧闷感通常于劳力后发生。

5. 全身性症状

重症患者可出现全身症状，如体重下降、食欲减退、精神不振等。此外，应特别注意抑郁症和焦虑症的存在。

（二）体征

早期体征不明显，随疾病进展出现肺气肿体征：桶状胸，前后径增大，肋间隙增宽；双肺呼吸动度及语音震颤减弱；双肺叩诊呈过清音，肺下界下降，移动度变小，心浊音界缩小或消失，肝浊音界下移；肺泡呼吸音减弱，呼气相延长，双肺底可闻及湿啰音和/（或）干啰音，啰音的量和部位常不恒定。

四、实验室及其他检查

1. 肺功能检查

通气功能检查是判断持续气流受限的客观指标，对慢阻肺诊断、严重程度评价、疾病进展、预后及治疗反应等均有重要意义。FEV_1/FVC 是评价气流受限的敏感指标，FEV_1 占预计值百分比（FEV_1%预计值）是评估慢阻肺严重程度的良好指标，其变异性小，易于操作，应作为慢阻肺肺功能检查的基本项目。吸入支气管舒张剂后 $FEV_1/FVC\% < 70\%$，可确定为持续气流受限。肺总量（TLC）、功能残气量（FRC）和残气量（RV）升高，表明肺过度充气，有参考价值。

2. 胸部影像学检查

早期 X 线胸片可无明显变化，之后可出现肺纹理粗、乱等非特异性改变，也可出现肺气肿改变：肺容积增大，胸腔前后径增大，肋骨走向变平，肺野透亮度升高，横膈位置低平，心影狭长，肺门血管纹理呈残根状，肺野外周血管纹理纤细稀少等，有时可见肺大疱形成。X 线胸片对慢阻肺诊断特异性不高，主要对确定肺部并发症及与其他肺疾病相鉴别有重要意义。高分辨率 CT（HRCT）对辨别小叶中央型或全小叶型肺气肿及确定肺大疱的大小和数量有很高的敏感性和特异性，对预计肺大疱切除或外科减容手术等的效果有一定参考价值。

3. 动脉血气分析

对确定发生低氧血症、高碳酸血症、酸碱平衡失调及判断呼吸衰竭的类型有重要价值。

4. 其他

慢阻肺患者可见血红蛋白及红细胞计数升高，血细胞比容＞ 55%，可诊断为红细胞增多症；合并细菌感染时，外周血白细胞及中性粒细胞比例升高，核左移；痰涂片可见大量中性粒细胞，痰培养可查出各种病原菌。

五、诊断和鉴别诊断

（一）诊断

主要根据吸烟等高危因素暴露史、临床症状、体征及肺功能检查等综合分析确定。持续气流受限是慢阻肺诊断的必备条件。吸入支气管舒张剂后 $FEV_1/FVC < 70\%$ 及 $FEV_1 < 80\%$ 预计值可确定为持续气流受限。胸部 X 线检查有助于确定肺过度充气的程度及与其他肺部疾病相鉴别。

（二）鉴别诊断

1. 支气管哮喘

支气管哮喘多在儿童或青少年期起病，以反复发作性喘息为特征，发作时两肺布满哮鸣音，常有家庭或个人过敏史，症状经治疗后可缓解或自行缓解。哮喘的气流受限多为可逆性，其支气管舒张试验呈阳性。

2. 支气管扩张症

本病多见于青少年，反复发生呼吸道感染，表现为慢性咳嗽、咳痰、反复咯血。合并感染时咳大量脓性痰。查体常有下胸部、背部固定持久的湿啰音。胸部 X 线检查显示肺纹理粗乱或呈卷发状，高分辨率 CT 可见支气管扩张改变。

3. 肺结核

除咳嗽、咯血等呼吸道症状外，可有午后低热、乏力、食欲缺乏、盗汗等结核中毒症状，痰检可发现抗酸杆菌，胸部 X 线检查可发现结核病灶。

4. 支气管肺癌

刺激性咳嗽、咳痰，可伴有痰中带血，或原有慢性咳嗽，咳嗽性质发生改变，胸部 X 线检查及 CT 检查可发现占位性病变、阻塞性肺不张或阻塞性肺炎。痰细胞学检查、纤维支气管镜检查以及肺活检有助于明确诊断。

六、分期与稳定期病情严重程度评估

（一）分期

1. 急性加重期

急性加重期是指患者出现呼吸系统症状的急性恶化，并需改变药物治疗方案，在患病过程中，患者常有短期内咳嗽、咳痰、气短和 /（或）喘息加重，痰量增多，痰呈脓性或黏液脓性，可伴发热等炎症明显加重的表现。

2. 稳定期

稳定期是指患者咳嗽、咳痰和气短等症状稳定或症状较轻，病情恢复到急性加重前的状态。

（二）稳定期病情严重程度评估

目前，多主张对稳定期慢阻肺采用综合指标体系进行病情严重程度评估。2017 年版慢性阻塞性肺疾病的诊断、治疗和预防全球策略（GOLD 2017）指出，对于个体 COPD 患者，FEV_1 在判断疾病严重程度及指导治疗方面的准确性较差。根据患者呼吸系统症状及急性加重病史对 ABCD 评估工具进行了新的调整。其评估的目标是确定气流受限的程度，疾病对患者健康状况的影响程度，以及未来事件的发生风险（如急性加重、住院或死亡），以此来指导治疗。

1. 症状评估

采用改良版英国医学研究委员会呼吸困难问卷（mMRC 问卷）对呼吸困难严重程度进行评估。

0 级：在剧烈活动时感到呼吸困难。

1 级：平地快步行走或爬坡时感到呼吸困难。

2 级：由于呼吸困难，平地行走时比同龄人慢或需停下来休息。

3 级：平地行走 100 米左右或数分钟后即需要停下来休息。

4 级：因严重呼吸困难不能离开家，或在换衣服时即感到呼吸困难。

2. 肺功能评估

对气流受限的严重程度进行肺功能评估，可使用 GOLD 分级，慢阻肺患者吸入支气管扩张剂后 $FEV_1/FVC\% < 70\%$；再根据 $FEV_1\%$ 占预计值百分比下降程度进行慢阻肺的严重程度分级。

GOLD1 级：轻度，$FEV_1\%$，pred $\geq 80\%$。

GOLD2 级：中度，$50\% \leq FEV_1\%$，pred $< 80\%$。

GOLD3 级：重度，$30\% \leq FEV_1\%$，pred $< 50\%$。

GOLD4 级：极重度，$FEV_1\%$，pred $< 30\%$。

3. 急性加重风险评估

上一年发生两次或以上急性加重者或上一年因急性加重住院一次或以上者，均提示今后频繁发生急性加重的风险增加。要了解慢阻肺病情对患者的影响，应综合症状评估和急性加重的风险对稳定期慢阻肺患者的病情严重程度作出综合性评估，并依据该评估结果选择稳定期的主要治疗药物（表 1-1）。

表 1-1 稳定期慢阻肺患者病情严重程度的综合评估及其主要治疗药物

分组	特征	急性加重史	mMRC 分级或 CAT 评分	首选治疗药物
A 组	低风险，症状少	≤ 1 或未导致住院	0 ～ 1 级或< 10	任何一种支气管扩张剂
B 组	低风险，症状多	≤ 1 或未导致住院	≥ 2 级或≥ 10	LABA 或 LAMA 或 LAMA+LABA
C 组	高风险，症状少	≥ 2 或≥ 1 次导致住院	0 ～ 1 级或< 10	LAMA 或 ICS+LABA 或 LAMA+LABA
D 组	高风险，症状多	≥ 2 或≥ 1 次导致住院	≥ 2 级或≥ 10	LAMA+LAB 或 ICS+LABA 或 LAMA+LABA+ICS

注：LABA，长效 $β_2$ 受体激动剂；LAMA，长效抗胆碱能药物；ICS，吸入性糖皮质激素。

七、治疗

（一）稳定期治疗

1. 治疗目的

缓解呼吸系统症状和降低未来急性加重风险；防止病情进展；改善呼吸功能和健康状况；提高生活质量；降低病死率。

2. 教育与自我管理

激励、培养和指导患者形成更为健康的生活模式，并掌握更有效的疾病管理技能。保持与医护人员的定期沟通，并调整好个人心态。

3. 药物治疗

药物治疗可以缓解 COPD 症状，降低急性加重的频率和严重程度，改善患者健康状况和提高运动耐力。治疗方案应该个体化，要根据患者症状的严重程度，加重风险，副作用，合并症，药物可用性和成本，患者对治疗的反应、意愿和支付能力来确定。

（1）支气管扩张剂：是控制慢阻肺症状的主要药物，可松弛支气管平滑肌、扩张支气管、缓解气流受限。主要药物有 $β_2$ 受体激动剂、抗胆碱能药、茶碱类或联合治疗。根据药物的作用及患者的治疗反应选用。与口服药物相比，吸入剂的不良反应小，因此，多首选吸入治疗。① $β_2$ 受体激动剂：主要有短效的沙丁胺醇及特布他林等定量雾化吸入剂，每次 100 ～ 200μg（1 ～ 2 喷），数分钟内开始起效，15 ～ 30 分钟达到峰值，疗效持续 4 ～ 5 小时，每 24 小时不超过 8 ～ 12 喷。主要用于缓解症状，按需给药。如沙美特罗、福莫特罗等长效 $β_2$ 受体激动剂，作用持续 12 小时以上，每日 2 次。每日总量不超过 72μg，较短效 $β_2$ 受体激动剂更有效且使用方便。②抗胆碱能药：主要有短效制剂，如异丙托溴铵气雾剂，可阻断 M 胆碱受体，定量吸入，起效较沙丁胺醇慢，但持续时间长，30 ～ 90 分钟达最大效果，持续 6 ～ 8 小时，每次 40 ～ 80μg（每喷 20μg），每日 3 ～ 4 次。该药副作用小，作用温和，长期吸入可改善慢阻肺患者健康状况，尤其适合老年患者使用。长效抗胆碱能药有噻托溴铵，选择性作用于 M_1、M_3 受体，作用长达 24 小时以上，每次吸入 18 μg，每日 1 次。长期使用可增加深吸气量，减小呼气末肺容积，进而改善呼吸功能，提高运动耐力和生命质量，也可降低急性加重频率。③茶碱类药物：可解除气道平滑肌痉挛，在治疗慢阻肺中应用广泛。每日 1 次或 2 次口服缓释型或控释型茶碱类药物，可达到稳定的血浆浓度，对治疗慢阻肺有一定效果。茶碱血药浓度监测对估计疗效和不良反应有一定意义，但在一般治疗剂量的血药浓度下，茶碱的其他方面作用不是很突出。

（2）糖皮质激素：对于有急性加重史的中度至极重度慢阻肺患者，吸入糖皮质激素与长效 β_2 受体激动剂联合制剂，比二者单药治疗更有效，能持续控制慢阻肺的自然病程进展，增加运动耐量、降低急性加重发作频率、提高生活质量，甚至有些患者的肺功能得到改善。目前常用剂型有沙美特罗加氟替卡松、福莫特罗加布地奈德等。

（3）其他药物：①祛痰药，如盐酸氨溴索或羧甲司坦等；②抗氧化剂，如 N- 乙酰半胱氨酸等；③流感疫苗和肺炎球菌疫苗接种可降低呼吸道感染的发生率；④中医治疗。

4. 氧疗

长期家庭氧疗（LTOT）可以在慢阻肺静息状态下改善严重低氧血症患者的生活质量和提高其生存率，并会对血流动力学、运动能力、肺生理和精神状态产生有益的影响。LTOT 指征：① $PaO_2 \leq 55$ mmHg 或 $SaO_2 \leq 88\%$，有或没有高碳酸血症；② PaO_2 为 55 ～ 60 mmHg 或 $SaO_2 < 89\%$，并有肺动脉高压、心力衰竭或红细胞增多症（血细胞比容＞ 0.55）。一般用鼻导管吸氧，氧流量为 10 ～ 20 L/min，吸氧时间＞ 15 h/d，目的是使患者在静息状态下，使 $PaO_2 \geq 60$ mmHg 和（或）使 SaO_2 升至 90% 以上。这样才可维持重要器官的功能，保证周围组织的供氧。

5. 通气支持

无创通气已广泛用于极重度慢阻肺稳定期患者。无创通气联合长期氧疗对某些患者，尤其是严重高碳酸血症和有急性呼吸衰竭入院史的患者更为重要，长期无创通气可能会降低死亡率并预防再入院。

6. 肺康复治疗

肺康复治疗是慢阻肺患者一项重要的治疗措施，可以改善患者呼吸困难的症状、健康状况和运动耐力，提高其生活质量。

7. 外科治疗

对于药物治疗效果仍不佳的部分晚期肺气肿患者，外科或支气管镜介入治疗可能有益，也可进行肺大疱切除术、肺减容术和肺移植术。

（二）急性加重期治疗

慢阻肺急性加重是指呼吸系统症状的急性恶化，需要进行额外治疗。急性加重的治疗目标是采取积极治疗措施使本次急性加重的影响最小化，同时避免再次急性加重的发生。

1. 确定急性加重的原因

急性加重可由多种原因所致，最常见原因是呼吸道感染，多由呼吸道病毒感染所诱发，细菌感染、空气污染和气温异常等环境因素也能诱发和 /（或）进一步提升急性加重的发生率。

2. 评估病情严重程度

根据其严重程度决定门诊治疗或住院治疗。急性加重期住院治疗的指征：①症状显著加剧，如静息状态下呼吸困难突然加重，呼吸频率上升，动脉血氧饱和度降低，意识模糊，嗜睡等；②出现新的体征或原有体征加重（如发绀、水肿）；③急性呼吸衰竭；④有严重的伴随疾病（如心力衰竭或新近发生的心律失常等）；⑤初始治疗失败；⑥院外治疗条件欠佳或治疗不力。

3. 持续低流量吸氧

氧疗是慢阻肺急性加重期患者的基础治疗措施，可采用鼻导管吸氧，或通过文丘里（Venturi）面罩吸氧。鼻导管给氧时，吸入的氧浓度与给氧流量有关，估算公式为吸入氧浓度（%）=21+4× 氧流量（升 / 分钟）。一般吸入氧浓度为 25%～ 30%，应避免吸入氧浓度过高引起或加重二氧化碳潴留。注意调节氧流量以保证 88%～ 92%的氧饱和度为目标，氧疗 30 分钟后应复查动脉血气，确认氧疗效果。

4. 药物治疗

常用的药物有支气管扩张剂、抗生素和糖皮质激素等。

（1）支气管扩张剂：药物同稳定期。慢阻肺急性加重期初始治疗首选吸入短效 β_2 受体激动剂，可联合使用短效抗胆碱能药物。维持治疗首选长效支气管扩张剂，应在出院前尽早开始使用。有严重喘息症状者可给予较大剂量雾化吸入治疗以缓解症状。

（2）抗生素：感染是诱发慢阻肺急性加重的主要诱因，如果患者存在呼吸困难加重、痰量增多和脓性痰这三个基本症状；或包含脓性痰增多在内的两个基本症状；或需要有创或无创机械通气治疗，就应该接受抗生素治疗。抗生素使用时间应为 5 ～ 7 日。病情较轻者可使用青霉素类、大环内酯类、氟喹诺酮类、第一代或第二代头孢菌素类抗生素，一般可口服给药。病情较重者可用 β- 内酰胺类 / β 内酰胺酶抑制剂，以及第二代头孢菌素、氟喹诺酮类和第三代头孢菌素类。住院患者应当根据疾病严重程度和预计的病原菌更积极地给予抗生素，一般多静脉滴注给药。如果找到确切的病原菌，则根据药敏结果选用抗生素。

（3）糖皮质激素：全身激素治疗可改善肺功能，缩短康复时间和住院时间，降低早期病情反复和治疗失败的风险。2017 GOLD 推荐每日应用泼尼松 40 mg 治疗 5 日，对于部分慢阻肺急性加重的患者单独雾化吸入布地奈德可以作为替代口服激素治疗的方法。

5. 机械通气

机械通气包括无创机械通气和有创机械通气，是生命支持的一种手段。无创机械通气治疗可改善气体交换和通气、降低插管风险、减少住院时间、提升生存率。但在积极的药物和无创机械通气治疗后，患者病情仍进行性恶化，出现危及生命的酸碱失衡和 /（或）意识改变时，宜用有创机械通气治疗，待病情好转后，可根据情况采用无创机械通气进行序贯治疗。

6. 其他治疗

维持液体和电解质平衡；注意补充营养；对卧床、红细胞增多症或脱水的患者，无论是否有血栓栓塞性疾病史，均需考虑使用肝素；积极排痰治疗，防治并发症。

八、预防

慢阻肺的预防非常重要，应作为临床工作的重点。鼓励所有吸烟者戒烟。避免有害气体或有害颗粒的吸入。定期接种流感疫苗、肺炎链球菌疫苗等。在寒冷季节或气候骤变时，注意保暖，预防感冒。生活规律，适当运动，增强抵抗力。注意膳食营养要合理。此外，对于有慢阻肺高危因素的人群，应定期进行肺功能监测，以尽早发现慢阻肺并及时予以干预。

（吴海燕）

第二章　支气管哮喘

支气管哮喘简称哮喘，是一种以慢性气道炎症和气道高反应性为特征的异质性疾病。其主要特征包括气道慢性炎症，气道对多种刺激因素呈现的高反应性，多变的可逆性气流受限，以及随病程延长而导致的一系列气道结构的改变，即气道重构。临床表现为反复发作的喘息、气急、胸闷或咳嗽等症状，常在夜间及凌晨发作或加重，多数患者可自行缓解或经治疗后缓解。

一、病因和发病机制

（一）病因

哮喘是一种复杂的、具有多基因遗传倾向的疾病，其发病具有家族集聚现象，亲缘关系越近，患病率越高。近年来，全基因组关联研究（GWAS）的发展给哮喘的易感基因研究带来了革命性的突破。目前采用 GWAS 鉴定了多个哮喘易感基因。具有哮喘易感基因的人群发病与否受环境因素的影响较大，深入研究基因和环境的相互作用将有助于揭示哮喘发病的遗传机制。环境因素包括变应原性因素，如室内变应原（如尘螨、家养宠物、蟑螂等）、室外变应原（如花粉、草粉等）、职业性变应原（如油漆、活性染料等）、食物（如鱼、虾、蛋类、牛奶等）、药物（如阿司匹林、抗生素等）和非变应原性因素（如大气污染、吸烟、运动、肥胖等）。

（二）发病机制

哮喘的发病机制尚未完全阐明，目前可概括为气道免疫炎症机制、神经调节机制及其相互作用。

1. 气道免疫炎症机制

（1）气道炎症形成机制：气道慢性炎症反应是由多种炎症细胞、炎症介质和细胞因子共同参与、相互作用的结果。外源性变应原通过吸入、食入或接触等途径进入机体后，被抗原提呈细胞内吞并激活 T 细胞。一方面，活化的辅助性 Th2 细胞产生白介素（IL），如 IL-4、IL-5 和 IL-13 等激活 B 淋巴细胞并合成特异性 IgE，后者结合于肥大细胞和嗜碱性粒细胞等表面的 IgE 受体。若变应原再次进入体内，可与结合在细胞表面的 IgE 交联，使该细胞合成并释放多种活性介质，导致气道平滑肌收缩、黏液分泌增加和炎症细胞浸润，产生哮喘的临床症状，这是一个典型的变态反应过程。另一方面，活化的辅助性 Th2 细胞分泌的 IL 等细胞因子可直接激活肥大细胞、嗜酸性粒细胞及巨噬细胞等，并使之聚集在气道。这些细胞进一步分泌多种炎症因子，如组胺、白三烯、前列腺素、活性神经肽、嗜酸性粒细胞趋化因子、转化生长因子（TGF）等，构成了一个与炎症细胞相互作用的复杂网络，导致气道慢性炎症。近年来，人们认识到嗜酸性粒细胞在哮喘发病中不仅发挥着终末效应细胞的作用，还具有免疫调节作用。Th17 细胞在以中性粒细胞浸润为主的激素抵抗型哮喘和重症哮喘发病中起到了重要作用。

根据变应原吸入后哮喘发生的时间，可分为早发型哮喘反应、迟发型哮喘反应和双相型哮喘反应。其中，早发型哮喘反应几乎在吸入变应原的同时立即发生，15 ～ 30 分钟达到高峰，2 小时后逐渐恢复正常。迟发型哮喘反应约 6 小时后发生，持续时间长，可达数天。约半数以上患者出现迟发型哮喘反应。

（2）气道高反应性（AHR）：气道对各种刺激因子，如变应原、理化因素、运动、药物等呈现的高度敏感状态，表现为患者接触这些刺激因子时气道出现过强或过早的收缩反应。AHR 是哮喘的基本特征，可通过支气管激发试验来量化和评估，有症状的哮喘患者几乎都存在 AHR。目前普遍认为气道慢性炎症是导致 AHR 的重要机制之一，当气道受到变应原或其他刺激后，多种炎症细胞释放炎症介质和细胞因子，引起气道上皮损害、上皮下神经末梢裸露等，从而导致气道高反应性。长期存在无症状的气道高反应性者出现典型哮喘症状的风险明显增加。然而，出现 AHR 者并非都是哮喘患者，如长期吸烟、接触臭氧、病毒性上呼吸道感染、慢性阻塞性肺疾病等也可出现 AHR，但程度相对较轻。

2. 神经调节机制

神经因素是哮喘发病的重要环节之一。支气管受复杂的自主神经支配，除肾上腺素能神经、胆碱能神经外，还有非肾上腺素能非胆碱能（NANC）神经系统。哮喘患者 β 肾上腺素受体功能低下，而患者对吸入组胺和乙酰甲胆碱的气道反应性显著升高则提示胆碱能神经张力增加。NANC 神经系统能释放舒张支气管平滑肌的神经介质，如 P 物质、神经激肽等，两者平衡失调则可引起支气管平滑肌收缩。此外，从感觉神经末梢释放的 P 物质、降钙素基因相关肽、神经激肽 A 等导致血管扩张、血管通透性增强和炎症渗出，此即为神经源性炎症。神经源性炎症能通过局部轴突反射释放感觉神经肽而引起哮喘发作。

二、病理

气道慢性炎症作为哮喘的基本特征，存在于所有的哮喘患者身上，表现为气道上皮下肥大细胞、嗜酸性粒细胞、巨噬细胞、淋巴细胞及中性粒细胞等的浸润，以及气道黏膜下组织水肿、微血管通透性增强、支气管平滑肌痉挛、纤毛上皮细胞脱落、杯状细胞增殖及气道分泌物增加等病理改变。若哮喘长期反复发作，可见支气管平滑肌肥大 / 增生、气道上皮细胞黏液化生、上皮下胶原沉积和纤维化、血管增生及基底膜增厚等气道重构的表现。

三、临床表现

1. 症状

典型症状为发作性伴有哮鸣音的呼气性呼吸困难，可伴有气促、胸闷或咳嗽等症状。症状可在数分钟内发作，并持续数小时至数天，可经平喘药物治疗后缓解或自行缓解。夜间及凌晨发作或加重是哮喘的重要临床特征。有些患者尤其是青少年，其哮喘症状在运动时出现，称为运动性哮喘。此外，临床上还存在没有喘息症状的不典型哮喘，患者可表现为发作性咳嗽、胸闷或其他症状。对以咳嗽为唯一症状的不典型哮喘，称为咳嗽变异性哮喘（CVA）；对以胸闷为唯一症状的不典型哮喘，称为胸闷变异性哮喘（CTVA）。哮喘的具体临床表现形式及严重程度在不同时间表现不同。

2. 体征

发作时典型的体征为双肺可闻及广泛的哮鸣音，呼气音延长。但非常严重的哮喘发作，哮鸣音反而减弱，甚至完全消失，表现为“沉默肺”，是病情危重的表现。非发作期体检可无异常发现，故未闻及哮鸣音，不能排除哮喘。

四、实验室和辅助检查

（一）痰嗜酸性粒细胞计数

大多数哮喘患者诱导痰液中嗜酸性粒细胞计数增高（大于 2.5），且与哮喘症状相关。诱导痰嗜酸性粒细胞计数可作为评价哮喘气道炎症指标之一，也是评估糖皮质激素治疗反应性的敏感指标。

（二）肺功能检查

1. 通气功能检测

哮喘发作时呈阻塞性通气功能障碍表现，FVC 正常或下降，FEV_1、FEV_1/FVC% 及呼气流量峰值（PEF）均下降；残气量及残气量与肺总量比值增加。其中，以 FEV_1/FVC% <70% 或 FEV_1 低于正常预计值的 80% 为判断气流受限的最重要指标。缓解期上述通气功能指标可逐渐恢复。病变迁延、反复发作者，其通气功能可逐渐下降。

2. 支气管激发试验

支气管激发试验（BPT）用于测定气道反应性。常用吸入激发剂为乙酰甲胆碱和组胺，其他激发剂包括变应原、单磷酸腺苷、甘露醇、高渗盐水等，也常用物理激发因素，如运动、冷空气等作为激发剂。观察指标包括 FEV_1、PEF 等，如 FEV_1 下降≥ 20%. 判断结果为阳性，提示存在气道高反应性。BPT 适用于非哮喘发作期、FEV_1 在正常预计值 70%以上患者的检查。

3. 支气管舒张试验

支气管舒张试验（BDT）用于测定气道的可逆性改变。常用的吸入支气管舒张剂有沙丁胺醇、特布他林等。当吸入支气管舒张剂 20 分钟后重复测定肺功能，FEV_1 较用药前增加≥ 12%，且其绝对值增加≥ 200 mL，判断结果为阳性，提示存在可逆性的气道阻塞。

4. 呼气流量峰值及其变异率测定

哮喘发作时 PEF 下降。由于哮喘有通气功能时间节律变化的特点，监测 PEF 日间、周间变异率有助于哮喘的诊断和病情评估。PEF 平均每日昼夜变异率（连续 7 日，每日 PEF 昼夜变异率之和除以 7）>10%，或 PEF 周变异率｛（2 周内最高 PEF 值－最低 PEF 值）/［（2 周内最高 PEF 值＋最低 PEF 值）×1/2］×100%｝>20%，提示存在气道可逆性的改变。

（三）胸部 X 线 /CT 检查

哮喘发作时胸部 X 线可见两肺透亮度升高，呈过度通气状态，缓解期多无明显异常。胸部 CT 在部分患者可见支气管壁增厚、黏液阻塞。

（四）特异性变应原检测

外周血变应原特异性 IgE 升高结合病史有助于病因诊断；血清总 IgE 测定对哮喘诊断价值不大，但其升高的程度可作为重症哮喘使用抗 IgE 抗体治疗及调整剂量的依据。体内变应原试验包括皮肤变应原试验和吸入变应原试验。

（五）动脉血气分析

严重哮喘发作时可出现缺氧症状。过度通气可使 $PaCO_2$ 下降，pH 上升，表现为呼吸性碱中毒。若病情进一步恶化，可同时出现缺氧和二氧化碳滞留，表现为呼吸性酸中毒。当 $PaCO_2$ 较前升高时，即使在正常范围内也要警惕严重气道阻塞的发生。

（六）呼出气一氧化氮检测

呼出气一氧化氮测定可以作为评估气道炎症和哮喘控制水平的指标，也可以用于判断吸入激素治疗的反应。

五、诊断和疾病严重程度评估

（一）诊断标准

1. 典型哮喘的临床症状和体征

（1）反复发作喘息、气急，胸闷或咳嗽，夜间及晨间多发，常与接触变应原、冷空气、理化刺激及病毒性上呼吸道感染、运动等有关。

（2）发作时双肺可闻及散在或弥漫性哮鸣音，呼气相延长。

（3）上述症状和体征可经治疗缓解或自行缓解。

2. 可变气流受限的客观检查

变气流受限的客观检查：①支气管舒张试验呈阳性；②支气管激发试验呈阳性；③平均每日 PEF 昼夜变异率 >10% 或 PEF 周变异率 >20%。

符合上述症状和体征，同时具备气流受限客观检查中的任一条，并排除其他疾病所引起的喘息、气急、胸闷和咳嗽等症状，可以诊断为哮喘。

（二）哮喘的分期及控制水平分级

哮喘可分为急性发作期、慢性持续期和临床缓解期。

1. 急性发作期

急性发作期指喘息、气急、胸闷或咳嗽等症状突然发生或症状加重，伴有呼气流量降低，常因接触变应原等刺激物或治疗不当所致。哮喘急性发作时其程度轻重不一，病情加重可在数小时或数天内出现，偶尔可在数分钟内即危及生命，故应对病情作出正确评估并进行及时治疗。急性发作时严重程度可分为轻度、中度、重度和危重 4 级。

（1）轻度：步行或上楼时气短，可有焦虑，呼吸频率轻度升高，闻及散在哮鸣音，肺通气功能和血气检查正常。

（2）中度：稍事活动感觉气短，讲话常有中断，时有焦虑，呼吸频率升高，可有三凹征，闻及响亮、弥漫的哮鸣音，心率增快，可出现奇脉，使用支气管舒张剂后 PEF 占预计值的 60% ～ 80%，SaO_2 为 91% ～ 95%。

（3）重度：休息时感到气短，端坐呼吸，只能发单字表达，常有焦虑和烦躁，大汗淋漓，呼吸频率 >30 次 / 分钟，常有三凹征，闻及响亮、弥漫的哮鸣音，心率增快，常 >120 次 / 分钟，奇脉，使用支气管舒张剂后 PEF 占预计值 <60% 或绝对值 <100 升 / 分钟或作用时间 <2 小时，PaO_2<60 mmHg，$PaCO_2$>45 mmHg，SaO_2 ≤ 90%，pH 可降低。

（4）危重：患者不能讲话，嗜睡或意识模糊，胸腹矛盾运动，哮鸣音减弱甚至消失，脉率变慢或不规则，出现严重低氧血症和高二氧化碳血症，pH 降低。

2. 慢性持续期

患者虽然没有哮喘急性发作，但在相当长的时间内仍有不同频度和不同程度的喘息、咳嗽、胸闷等症状，可伴有肺通气功能下降。可根据白天、夜间哮喘症状出现的频率和肺功能检查结果，将慢性持续期哮喘病情严重程度分为间歇性、轻度持续、中度持续和重度持续 4 级，但这种分级方法在日常工作中已较少采用，主要用于临床研究。

3. 临床缓解期

患者无喘息、气急、胸闷、咳嗽等症状，并维持 1 年以上。

（三）鉴别诊断

1. 左心衰竭

左心衰竭引起的呼吸困难与重症哮喘症状相似，极易混淆。鉴别要点：患者多有高血压、冠状动脉粥样硬化性心脏病、风湿性心脏病等病史和体征，突发气急，端坐呼吸，阵发性咳嗽，常咳出粉红色泡沫样痰，两肺可闻及广泛的湿啰音和哮鸣音，左心界扩大，心率增快，心尖部可闻及奔马律。胸部 X 线检查可见心脏增大、肺淤血征。若一时难以鉴别，可雾化吸入 β_2 受体激动剂或静脉注射氨茶碱缓解症状后做进一步检查。忌用肾上腺素或吗啡。

2. 慢性阻塞性肺疾病

COPD 多见于中老年人，多有长期吸烟或接触有害气体的病史和慢性咳嗽史，喘息长年存在，有加重期。体检双肺呼吸音明显下降，可有肺气肿体征，两肺或可闻及湿啰音。对中老年患者，严格区分慢阻肺和哮喘有时十分困难，用支气管舒张剂和口服或吸入激素做治疗性试验可能有所帮助。如患者同时具有哮喘和慢阻肺的特征，可以诊断为哮喘合并慢阻肺或慢阻肺合并哮喘。

3. 上气道阻塞

中央型支气管肺癌、气管支气管结核、复发性多软骨炎等气道疾病或异物气管吸入，导致支气管狭窄或伴发感染时，可出现喘鸣或类似哮喘样呼吸困难，肺部可闻及哮鸣音。但根据病史，进行痰细胞学或细菌学检查，胸部影像、支气管镜检查，常可明确诊断。

4. 变态反应性支气管肺曲菌病

变态反应性支气管肺曲菌病（ABPA）常以反复哮喘发作为特征，可咳出棕褐色黏稠痰块或咳出树枝状支气管管型。痰嗜酸性粒细胞数增加，痰镜检查或培养可查及曲菌，胸部 X 线呈游走性或固定性浸润病灶，CT 可显示近端支气管呈囊状或柱状扩张。曲菌抗原皮肤试验呈双相反应，曲菌抗原特异性沉淀抗体（IgG）测定阳性，血清总 IgE 显著升高。

（四）支气管哮喘的并发症

严重发作时可并发气胸、纵隔气肿、肺不张；长期反复发作或感染可致慢性并发症，如慢阻肺、支气管扩张、间质性肺炎和肺源性心脏病。

六、治疗原则

虽然目前哮喘不能根治，但长期规范化治疗可使大多数患者达到良好或完全的临床控制。哮喘治疗的目标是长期控制症状、预防未来风险的发生，即在使用最小有效剂量药物或不用药物治疗的基础上，能使患者与正常人一样生活、学习和工作。

（一）确定并避免接触危险因素

部分患者能找到引起哮喘发作的变应原或其他非特异刺激因素，使患者脱离并长期避免接触这些危险因素是防治哮喘最有效的方法。

（二）药物治疗

1. 药物分类和作用特点

哮喘治疗药物分为控制性药物和缓解性药物。前者指需要长期使用的药物，主要用于治疗气道慢性炎症而使哮喘维持临床控制，亦称抗炎药。后者指按需使用的药物，通过迅速解除支气管痉挛从而缓解哮喘症状，亦称解痉平喘药。

（1）糖皮质激素：简称激素，是目前控制哮喘最有效的药物。激素通过作用于气道炎症形成过程中的诸多环节，如抑制嗜酸性粒细胞等炎症细胞在气道的聚集、抑制炎症因子的生成和介质释放、增强平滑肌细胞 β_2 受体的反应性等，有效抑制气道炎症。糖皮质激素的用药方式可分为吸入、口服和静脉给药三种。

吸入：ICS 由于其局部抗炎作用强、全身不良反应少，已成为目前哮喘长期治疗的首选药物。常用药物有倍氯米松、布地奈德、氟替卡松、环索奈德和莫米松等。通常需规律吸入 1 ～ 2 周或更长时间方能起效。根据哮喘病情选择吸入不同剂量的 ICS。虽然吸入 ICS 全身不良反应少，但少数患者可出现口咽念珠菌感染、声音嘶哑等症状，吸入药后用清水漱口可减少局部反应和胃肠道吸收。长期吸入较大剂量 ICS（每日超过 >1 000 μg）者应注意预防全身性不良反应。为减少吸入大剂量激素的不良反应，可采用低、中剂量 ICS 与长效 β_2 受体激动剂、白三烯调节剂或缓释茶碱联合使用。布地奈德、倍氯米松还有雾化用混悬液制剂，经以压缩空气为动力的射流装置雾化吸入，起效快，在应用短效支气管舒张剂的基础上，可用于轻、中度哮喘急性发作的治疗。

口服：常用泼尼松和泼尼松龙。用于吸入激素无效或需要短期加强治疗的患者。起始剂量为每日 30 ～ 60 mg，症状缓解后逐渐减量至每日少于或等于 10 mg，然后停用或改用吸入剂。不主张为维持哮喘控制而长期口服激素。

静脉给药：重度或严重哮喘发作时应及早静脉给予激素。可选择琥珀酸氢化可的松，常用量为每日 100 ～ 400 mg，或甲泼尼龙，常用量为每日 80 ～ 160 mg。地塞米松因在体内半衰期较长、不良反应较多，宜慎用。无激素依赖倾向者，可在短期（3 ～ 5 日）内停药；有激素依赖倾向者应适当延长给药时间，症状缓解后逐渐减量，然后改口服和吸入剂维持。

（2）β_2 受体激动剂：主要通过激动气道的 β_2 受体舒张支气管、缓解哮喘症状。分为短效 β_2 受体激动剂（SABA）（维持 4 ～ 6 小时）和长效 β_2 受体激动剂（LABA），维持 10 ～ 12 小时，LABA 又可分为快速起效（数分钟起效）和缓慢起效（30 分钟起效）两种。

SABA：为治疗哮喘急性发作的首选药物。有吸入、口服和静脉三种制剂，首选吸入给药。常用药物有沙丁胺醇和特布他林。吸入剂包括定量气雾剂（MDI）、干粉剂和雾化溶液。SABA 应按需间歇使用，不宜长期、单一使用。主要不良反应有心悸、骨骼肌震颤、低钾血症等。

LABA：与 ICS 联合是目前最常用的哮喘控制性药物。常用 LABA 有沙美特罗和福莫特罗。福莫特罗属快速起效的 LABA，也可按需用于哮喘急性发作的治疗。目前常用 ICS 加 LABA 的联合制剂有氟替卡松/沙美特罗吸入干粉剂、布地奈德/福莫特罗吸入干粉剂等。特别注意：LABA 不能单独用于哮喘的治疗。

（3）白三烯调节剂：通过调节白三烯的生物活性而发挥抗炎作用，同时可以舒张支气管平滑肌，是目前除 ICS 外唯一可单独应用的哮喘控制性药物，可作为轻度哮喘 ICS 的替代治疗药物和中、重度哮喘的联合治疗用药，尤其适用于阿司匹林哮喘、运动性哮喘和伴有过敏性鼻炎哮喘患者的治疗。常用药物有孟鲁司特和扎鲁司特。不良反应通常较轻微，主要是胃肠道症状，少数患者表现为皮疹、血管性水肿、转氨酶升高，停药后可恢复正常。

（4）茶碱类药物：通过抑制磷酸二酯酶，提高平滑肌细胞内的环磷酸腺苷（cAMP）浓度，拮抗腺苷受体，增强呼吸肌的力量以及增强气道纤毛清除功能等，从而起到舒张支气管和气道抗炎作用，是目前治疗哮喘的有效药物之一。

口服：用于轻至中度哮喘急性发作以及哮喘的维持治疗，常用药物有氨茶碱和缓释茶碱，常用剂量为每日 6 ～ 10 mg/kg。口服缓释茶碱尤其适用于夜间哮喘症状的控制。小剂量缓释茶碱与 ICS 联合是目前常用的哮喘控制性药物之一。

静脉：氨茶碱首剂负荷剂量为4～6 mg/kg，注射速度不宜超过每分钟0.25 mg/kg，维持剂量为每小时0.6～0.8 mg/kg。每日最大用量一般不超过1.0 g（包括口服和静脉给药）。静脉给药主要用于重症和危重症哮喘。

（5）抗胆碱药：通过阻断节后迷走神经通路，降低迷走神经张力而起到舒张支气管、减少黏液分泌的作用，但其舒张支气管的作用比 $β_2$ 受体激动剂弱。分为短效抗胆碱药（SAMA，维持4～6小时）和长效抗胆碱药（LAMA，维持24小时）。常用的SAMA异丙托溴铵有MDI和雾化溶液两种剂型。SAMA主要用于哮喘急性发作的治疗，多与 $β_2$ 受体激动剂联合应用。少数患者可有口苦或口干等不良反应。常用的LAMA噻托溴铵是近年发展的选择性 M_1、M_3 受体拮抗剂，作用更强，持续时间更久（可达24小时），目前有干粉吸入剂和喷雾剂。LAMA主要用于哮喘合并慢阻肺以及慢阻肺患者的长期治疗。

（6）抗IgE抗体：是一种人源化的重组鼠抗人IgE单克隆抗体，具有阻断游离IgE与IgE效应细胞表面受体结合的作用。主要用于经吸入ICS和LABA联合治疗后症状仍未控制，且血清IgE水平升高的重症哮喘患者。可显著改善重症哮喘患者的症状、肺功能和生活质量，减少口服激素和急救用药，降低哮喘严重急性发作率和住院率，且具有较好的安全性和耐受性。该药临床使用的时间尚短，其远期疗效与安全性有待进一步观察。

（7）抗IL-5治疗：IL-5是促进嗜酸性粒细胞增多、在肺内聚集和活化的重要细胞因子。抗IL-5单抗治疗哮喘，可以减少患者体内嗜酸性粒细胞浸润，减少哮喘急性加重和改善患者生命质量，对于高嗜酸性粒细胞血症的哮喘患者治疗效果好。

2. 急性发作期的治疗

急性发作期的治疗目标是尽快缓解气道痉挛，纠正低氧血症，恢复肺功能，预防进一步恶化或再次发作，防治并发症。

（1）轻度：经MDI吸入SABA，在第1小时内每20分钟吸入1～2喷。随后轻度急性发作可调整为每3～4小时吸入1～2喷。效果不佳时可加缓释茶碱片，或加用短效抗胆碱药气雾剂吸入。

（2）中度：吸入SABA（常用雾化吸入），第1小时内可持续雾化吸入。联合应用雾化吸入短效抗胆碱药、激素混悬液，也可联合静脉注射茶碱类。如果治疗效果欠佳，尤其是在控制性药物治疗的基础上发生的急性发作，应尽早口服激素，同时吸氧。

（3）重度至危重度：持续雾化吸入SABA，联合雾化吸入短效抗胆碱药、激素混悬液以及静脉茶碱类药物，吸氧。尽早静脉应用激素，待病情得到控制和缓解后改为口服给药。注意维持水、电解质平衡，纠正酸碱失衡，当pH＜7.2且合并代谢性酸中毒时，应适当补碱。

经过上述治疗，临床症状和肺功能无改善甚至继续恶化，应及时给予机械通气治疗，其指征主要包括：呼吸肌疲劳、$PaCO_2 \geqslant 45$ mmHg，意识改变则需进行有创机械通气。此外，应预防呼吸道感染等。对所有急性发作的患者都要制定个体化的长期治疗方案。

3. 慢性持续期的治疗

慢性持续期的治疗应在评估和监测患者哮喘控制水平的基础上，定期根据长期治疗分级方案作出调整，以维持患者的控制水平。哮喘长期治疗方案分为以下 5 级。

第 1 级：按需使用 SABA，其他选择低剂量 ICS。

第 2 级：按需使用 SABA，推荐选择低剂量 ICS，其他选择白三烯受体拮抗剂、低剂量茶碱。

第 3 级：按需使用 SABA，或低剂量布地奈德 / 福莫特罗或倍氯米松 / 福莫特罗，推荐选择低剂量 ICS 加 LABA，其他选择中 / 高剂量 ICS，低剂量 ICS 加白三烯受体拮抗剂，低剂量 ICS 加茶碱。

第 4 级：按需使用 SABA，或低剂量布地奈德 / 福莫特罗或倍氯米松 / 福莫特罗，推荐选择中 / 高剂量 ICS 加 LABA，其他选择中 / 高剂量 ICS 加 LAMA，高剂量 ICS 加白三烯受体拮抗剂，高剂量 ICS 加茶碱。

第 5 级：按需使用 SABA，或低剂量布地奈德 / 福莫特罗或倍氯米松 / 福莫特罗，推荐选择中 / 高剂量 ICS 加 LABA，加其他治疗，如口服糖皮质激素，其他选择中 / 高剂量 ICS 加 LAMA，高剂量 ICS 加白三烯受体拮抗剂，高剂量 ICS 加茶碱，加 IgE 单克隆抗体，加 IL-5 单克隆抗体。

对哮喘患者进行健康教育、有效控制环境、避免诱发因素，要贯穿于整个哮喘治疗过程。对大多数未经治疗的持续性哮喘患者，初始治疗应从第 2 级方案开始，如果初始评估提示哮喘处于严重未控制状态，治疗应从第 3 级方案开始。从第 2 级到第 5 级的治疗方案中都有不同的哮喘控制药物可供选择。而在每一级中缓解药物都应按需使用，以迅速缓解哮喘症状。

如果使用该级治疗方案不能够使哮喘得到控制，治疗方案应该升级直至达到哮喘控制为止。当达到哮喘控制之后并能够维持至少 3 个月以上，且肺功能恢复并维持平稳状态，可考虑降级治疗。建议减量方案如下：①单独使用中至高剂量 ICS 的患者，将剂量减少 50%；②单独使用低剂量 ICS 的患者可改为每日 1 次用药；③联合吸入 ICS/LABA 的患者，先将 ICS 剂量减少 50%，继续联合治疗。当使用低剂量联合治疗时，可选择改为每日 1 次联合用药或停用 LABA，单用 ICS 治疗。若患者使用最低剂量控制药物维持哮喘控制 1 年，并且哮喘症状不再发作，可考虑停用药物治疗。以上方案为基本原则，必须个体化，以最小量、最简单的联合，不良反应最少，达到最佳哮喘控制为原则。

4. 免疫疗法

分为特异性和非特异性两种。特异性免疫疗法是指将诱发哮喘发作的特异性变应原（如螨、花粉、猫毛等）配制成各种不同浓度的提取液，通过皮下注射、舌下含服或其他途径给予对该变应原过敏的患者，使其对此种变应原的耐受性增高，当再次接触此变应原时，不再诱发哮喘发作，或发作程度下降，此法又称脱敏疗法或减敏疗法。适用于变应原明确，且在严格的环境控制和药物治疗后仍控制不良的哮喘患者。一般需治疗 1 ～ 2 年，若治疗反应良好，可坚持 3 ～ 5 年。非特异性免疫疗法，如注射卡介苗及其衍生物、转移因子、疫苗等，有一定的辅助疗效。

咳嗽变异性哮喘和胸闷变异性哮喘的治疗原则与典型哮喘治疗相同。大多数患者可选择吸入低剂量 ICS 联合长效 β_2 受体激动剂或白三烯调节剂、缓释茶碱，必要时可短期口服小剂量激素治疗。疗程则可以短于典型哮喘。

重症哮喘是指在过去 1 年中 50% 以上的时间需要给予高剂量 ICS 联合 LABA 和（或）LTRA/ 缓释茶碱，或全身激素治疗，才能维持哮喘控制，或即使在上述治疗下仍不能控制的哮喘。治疗包括：①首先排除患者治疗依从性不佳，并排除诱发加重或使哮喘难以控制的因素；②给予高剂量 ICS 联合 / 不联合口服激素，加用白三烯调节剂、抗 IgE 抗体联合治疗；③其他可选择的治疗包括免疫抑制剂、支气管热成形术等。

（肖涛）

第三章　肺动脉高压与肺源性心脏病

肺动脉高压是由多种已知或未知原因引起的肺动脉压异常升高的一种病理生理状态，血流动力学诊断标准为：在海平面、静息状态下，右心导管测量平均肺动脉压≥ 25 mmHg（1 mmHg=0.133 kPa）。

第一节　特发性肺动脉高压

特发性肺动脉高压（IPAH）是一种不明原因的肺动脉高压。病理上主要表现为“致丛性肺动脉病”，即由动脉中层肥厚、向心或偏心性内膜增生及丛状损害和坏死性动脉炎等构成的疾病。

一、病因和发病机制

特发性肺动脉高压迄今病因不明，目前认为其发病与遗传因素、免疫功能、炎症反应、肺血管内皮功能障碍及血管壁平滑肌细胞钾通道缺陷等因素有关。

1. 遗传因素

11% ～ 40% 的散发 IPAH 存在骨形成蛋白受体 2（BMPR2）基因变异。有些病例存在激活素受体样激酶 1（ALK1）基因、endoglin、SMAD9 变异等。

2. 免疫功能与炎症反应

免疫调节作用可能参与 IPAH 的病理过程。部分 IPAH 患者抗核抗体水平明显升高，但却缺乏结缔组织疾病的特异性抗体。IPAH 患者丛状病变内可见巨噬细胞、T 淋巴细胞和 B 淋巴细胞浸润，提示炎症细胞参与了 IPAH 的发生与发展。

3. 肺血管内皮功能障碍

肺血管收缩和舒张由肺血管内皮分泌的收缩和舒张因子共同调控，前者主要为血栓素A2（TXA2）和内皮素 -1（ET-1），后者主要是前列环素和一氧化氮。上述因子表达得不平衡，导致肺血管平滑肌收缩，从而引起肺动脉高压。

4. 血管壁平滑肌细胞钾通道缺陷

可见血管平滑肌增生肥大，电压依赖性钾（K^+）通道（Kv）功能缺陷，K^+ 外流减少，细胞膜处于除极状态，使 Ca^{2+} 进入细胞内，从而导致血管收缩。

二、临床表现

（一）症状

IPAH 的症状缺乏特异性，早期通常无症状，仅在剧烈活动时感到不适；随着肺动脉压力的升高，可逐渐出现全身症状。

1. 呼吸困难

呼吸困难是最常见的症状，多为首发症状，主要表现为活动后呼吸困难，进行性加重，以致在静息状态下即感呼吸困难，与心排出量减少、肺通气 / 血流比例失衡等因素有关。

2. 胸痛

由于右心室后负荷增加、耗氧量增多及冠状动脉供血减少等引起心肌缺血所致，常于活动或情绪激动时发生。

3. 头晕或晕厥

由于心排出量减少，脑组织供血突然减少所致。常在活动时出现，有时休息时也可以发生。

4. 咯血

通常为小量咯血，有时也可因大咯血导致死亡。其他症状包括疲乏、无力，往往容易被忽视。部分患者出现雷诺现象，增粗的肺动脉压迫喉返神经可引起声音嘶哑（Ortner 综合征）。

（二）体征

IPAH 的体征均与肺动脉高压和右心室负荷增加有关。

三、辅助检查

1. 血液检查

血红蛋白可升高，与长期缺氧代偿有关；脑钠肽可有不同程度升高，与疾病严重程度及患者预后具有一定相关性。

2. 心电图

心电图不能直接反映肺动脉压升高，但能提示右心室增大或肥厚，参见肺源性心脏病部分。

3. 胸部 X 线检查

提示肺动脉高压的 X 线征象：①右下肺动脉干扩张，其横径≥ 15 mm 或右下肺动脉高压 X 线胸片正位脉横径与气管横径比值≥ 1.07，或动态观察右下肺动脉干增宽 >2 mm；②肺动脉段明显突出或其高度≥ 3 mm；③中心肺动脉扩张和外周分支纤细，形成“残根”征；④圆锥部显著凸出（右前斜位 45°）或其高度≥ 7 mm；⑤右心室增大。

4. 超声心动图和多普勒超声检查

超声心动图和多普勒超声检查是筛查肺动脉高压最重要的无创性检查方法，多普勒超声心动图估测三尖瓣峰值流速>3.4 m/s 或肺动脉收缩压>50 mmHg 将被诊断为肺动脉高压。

5. 肺功能测定

可有轻到中度限制性通气障碍与弥散功能降低。

6. 血气分析

多数患者有轻、中度低氧血症，这是由通气 / 血流比例失衡所致。肺泡高通气导致二氧化碳分压降低。重度低氧血症可能与心排出量下降、合并肺动脉血栓或卵圆孔开放有关。

7. 放射性核素肺通气 / 灌注显像

IPAH 患者可呈弥漫性稀疏或基本正常，放射性核素肺通气 / 灌注显像也是排除慢性栓塞性肺动脉高压的重要手段。

8. 右心漂浮导管检查及急性肺血管反应试验

右心漂浮导管检查是确定肺动脉高压的金标准检查，可直接测量肺动脉压力，并测定心排出量，计算肺血管阻力，确定有无左向右分流等，有助于制定治疗策略。

急性血管反应试验可以评价肺血管对短效血管扩张剂的反应性，其目的是筛选出对口服钙通道阻滞剂（CCB）可能有效的患者。用于该试验的药物有吸入用伊洛前列素、静脉用腺苷和吸入一氧化氮。急性肺血管反应试验阳性标准为 mPAP 下降≥ 10 mmHg，且 mPAP 下降到≤ 40 mmHg，同时心排出量增加或保持不变。一般而言，仅有 10% ～ 15% 的 IPAH 患者可达到此标准。

四、诊断和鉴别诊断

多普勒超声心动图估测肺动脉收缩压 >50 mmHg，结合临床可以诊断肺动脉高压。肺动脉高压的确诊标准是右心导管检查测定平均肺动脉压≥ 25 mmHg。而 IPAH 属于排除性诊断，必须在排除引起肺动脉高压的各种病因后方可作出诊断。

五、治疗原则

（一）初始治疗

建议育龄期女性患者避孕；及时接种流感疫苗及肺炎链球菌疫苗；予以患者社会心理支持；体力下降患者在药物治疗的基础上进行必要的康复训练；WHO 功能分级Ⅲ～Ⅳ级

和动脉氧分压持续低于 8 kPa（60 mmHg）的患者建议进行氧疗；如需要进行手术，首选硬膜外麻醉而非全麻。

（二）支持治疗

1. 口服抗凝药物

IPAH 患者的尸检显示血管内原位血栓形成的高患病率，凝血及纤溶途径异常也有报道，静脉血栓栓塞症的非特异高危因素包括心衰、制动，以上都是其进行口服抗凝药物治疗的理论基础。

2. 利尿剂

当失代偿性右心衰竭导致液体潴留、中心静脉压升高、肝脏淤血、腹腔积液和外周水肿时，可使用利尿剂以改善症状。

3. 氧疗

低氧刺激可引起肺血管收缩、红细胞增多而血液黏稠、肺小动脉重构加速 IPAH 的进展。伴有低氧血症的 IPAH 患者应给予氧疗以保持其动脉血氧饱和度持续大于 90%。

4. 地高辛

地高辛能迅速增加 IPAH 患者的心排出量，并可用于降低 IPAH 患者发生房性快速型心律失常的心室率。

5. 贫血和铁状态

铁缺乏与运动能力下降有关，也可能与高死亡率有关，因此，应对患者进行常规的铁状态监测，如有铁缺乏应继续寻找病因，并补充铁制剂。

6. 血管扩张药

（1）钙通道阻滞剂：急性血管反应试验结果阳性是应用 CCB 治疗的指征。CCB 仅对 10% ～ 15% 的 IPAH 患者有效，主要包括硝苯地平、地尔硫䓬、氨氯地平，心动过缓者倾向于硝苯地平，心动过速者倾向于地尔硫䓬。需要在治疗 3 ～ 4 个月后重新评估其适用性。

（2）前列环素：不仅能扩张血管降低肺动脉压，长期应用尚可逆转肺血管重构。常用的前列环素类似物有：依前列醇、伊洛前列素、贝前列素。另外，还有前列环素受体激动剂。

（3）一氧化氮：一氧化氮吸入是一种仅选择性地扩张肺动脉而不作用于体循环的治疗方法。但是一氧化氮的作用时间短，加上外源性一氧化氮的毒性问题，限制了其在临床上的使用。

（4）内皮素受体拮抗剂：常用的内皮素受体拮抗剂有波生坦、安立生坦、马西替坦等。

（5）磷酸二酯酶 -5 抑制剂：包括西地那非、他达拉非、伐地那非等。

（6）可溶性鸟苷酸环化酶（sGC）激动剂：利奥西呱，利奥西呱不推荐与磷酸二酯酶 -5 抑制剂联合应用。

（三）肺或心肺移植

经积极内科治疗临床效果不佳的患者可以进行肺移植治疗。肺静脉闭塞病（PVOD）和肺毛细血管瘤（PCH）患者的预后差，且缺乏有效的内科治疗方法，一旦被诊断为上述两种疾病即应考虑肺移植。如同时判断伴有心脏结构或功能出现不可逆损害，可考虑进行心肺联合移植。

（四）健康指导

对IPAH患者进行生活指导，加强相关卫生知识的宣传教育，增强患者战胜疾病的信心，预防肺部感染。

（吕淑萍）

第二节 慢性肺源性心脏病

肺源性心脏病简称肺心病，是指由支气管 - 肺组织、胸廓或肺血管病变导致肺血管阻力增加，产生肺动脉高压，继而使右心室结构或（和）功能改变的疾病。根据起病缓急和病程长短，可分为急性和慢性肺心病两类。急性肺心病常见于急性大面积肺栓塞，本节重点论述慢性肺心病。

一、病因

按原发病的不同部位，可分为以下几类。

1. 支气管、肺部疾病

以慢阻肺最为多见，占 80% ～ 90%，其次为支气管哮喘、支气管扩张、肺结核、间质性肺疾病等。

2. 胸廓运动障碍性疾病

胸廓运动障碍性疾病较少见，严重胸廓或脊椎畸形以及神经肌肉疾病均可引起胸廓活动受限、肺受压、支气管扭曲或变形，导致肺功能受损。气道引流不畅，肺部反复感染，并发肺气肿或纤维化。

3. 肺血管疾病

特发性肺动脉高压、慢性栓塞性肺动脉高压和肺小动脉炎均可引起肺血管阻力增加、肺动脉压升高和右心室负荷加重，发展成慢性肺心病。

4. 其他

原发性肺泡通气不足及先天性口咽畸形、睡眠呼吸暂停低通气综合征等均可产生低氧血症，引起肺血管收缩，导致肺动脉高压，发展成慢性肺心病。

二、发病机制和病理生理改变

（一）肺动脉高压的形成

1. 肺血管阻力增加的功能性因素

肺血管收缩在低氧性肺动脉高压的发展中起着关键作用。缺氧、高碳酸血症和呼吸性酸中毒会使肺血管收缩、痉挛，其中缺氧是肺动脉高压形成的最主要因素。缺氧时收缩血管的活性物质增多，如白三烯、5-羟色胺（5-HT）、血管紧张素Ⅱ、血小板活化因子（PAF）等可使肺血管收缩，血管阻力增加。内皮源性舒张因子（EDRF）和内皮源性收缩因子（EDCF）的平衡失调，在缺氧性肺血管收缩中也可起一定的作用。缺氧使平滑肌细胞膜对 Ca^{2+} 的通透性增强，细胞内 Ca^{2+} 含量增高，肌肉兴奋 - 收缩耦联效应增强，直接使肺血管平滑肌收缩。患者高碳酸血症时，由于 H^{+} 产生过多，使血管对缺氧的收缩敏感性增强，致使肺动脉压增高。

2. 肺血管阻力增加的解剖学因素

解剖学因素是指肺血管解剖结构的变化，形成肺循环血流动力学障碍。主要原因如下。

（1）长期反复发作的慢阻肺及支气管周围炎，可累及邻近肺小动脉，引起血管炎，管壁增厚、管腔狭窄或纤维化，甚至完全闭塞，使肺血管阻力增加，产生肺动脉高压。

（2）肺气肿导致肺泡内压升高，压迫肺泡毛细血管，造成毛细血管管腔狭窄或闭塞。肺泡壁破裂造成毛细血管网毁损，肺泡毛细血管床减损超过 70% 时肺循环阻力增大。

（3）肺血管重构：慢性缺氧使肺血管收缩，管壁张力增强，同时缺氧时肺内产生多种生长因子（如多肽生长因子），可直接刺激管壁平滑肌细胞、内膜弹力纤维及胶原纤维增生。

（4）血栓形成：尸检发现，部分慢性肺心病急性发作期患者存在多发性肺微小动脉原位血栓，引起肺血管阻力增加，加重肺动脉高压。

3. 血液黏稠度升高和血容量增多

慢性缺氧产生继发性红细胞增多，血液黏稠度升高。缺氧可使醛固酮增加，导致水、钠潴留；缺氧又可使肾小动脉收缩，肾血流减少也加重水、钠潴留，血容量增多。血液黏稠度升高和血容量增多，可导致肺动脉压升高。

（二）心脏病变和心力衰竭

肺循环阻力增加可导致肺动脉高压，右心发挥其代偿功能，以克服升高的肺动脉阻力而发生右心室肥厚。肺动脉高压早期，右心室尚能代偿，舒张末期压仍正常。随着病情的进展，特别是急性加重期，肺动脉压持续升高，超过右心室的代偿能力，右心失代偿，右心排出量下降，右心室收缩末期残留血量增加，舒张末期压升高，促使右心室扩大和右心衰竭。

（三）其他重要脏器的损害

缺氧和高碳酸血症除影响心脏外，尚可导致其他重要脏器，如脑、肝、肾、胃肠及内分泌系统、血液系统等发生病理改变，引起多脏器的功能损害。

三、临床表现

（一）肺、心功能代偿期

1. 症状

咳嗽、咳痰、气促等，活动后可有心悸、呼吸困难、乏力和劳动耐力下降等表现。少有胸痛或咯血等症状。

2. 体征

可有不同程度的发绀，原发肺脏疾病体征，如肺气肿体征，干、湿啰音，$P_2>A_2$，三尖瓣区可出现收缩期杂音或剑突下心脏搏动增强，提示右心室肥厚。部分患者因肺气肿使胸膜腔内压升高，阻碍腔静脉回流，可导致颈静脉充盈甚至怒张，或使横膈下降致肝界下移。

（二）肺、心功能失代偿期

1. 呼吸衰竭

（1）症状：呼吸困难加重，夜间为甚，常有头痛、失眠、食欲下降等症状，白天嗜睡，甚至出现表情淡漠、神志恍惚、谵妄等肺性脑病的表现。

（2）体征：发绀明显，球结膜充血、水肿，严重时可有视网膜血管扩张、视盘水肿等颅内压升高的表现。腱反射减弱或消失，出现病理反射。因高碳酸血症可出现周围血管扩张的表现，如皮肤潮红、多汗等。

2. 右心衰竭

（1）症状：明显气促，心悸、食欲缺乏、腹胀、恶心等。

（2）体征：发绀明显，颈静脉怒张，心率增快，还可出现心律失常，剑突下可闻及收缩期杂音，甚至出现舒张期杂音。肝大且有压痛，肝颈静脉回流征阳性，下肢水肿，重者可有腹腔积液。少数患者可出现肺水肿及全心衰竭的体征。

四、辅助检查

1.X 线检查

除肺、胸基础疾病及急性肺部感染的特征外，尚有肺动脉高压征象。

2. 心电图检查

心电图对慢性肺心病的诊断阳性率为 60.1% ～ 88.2%。慢性肺心病的心电图诊断标准如下：①额面平均电轴≥ +90°；② V_1R/S ≥ 1；③重度顺钟向转位（V_5R/S ≤ 1）；④ R_{V1}+S- ≥ 1.05mV；⑤ aVR R/S 或 R/Q ≥ 1；⑥ V_1 ～ V_3 呈 QS、Qr 或 qr（疑似心肌梗死，应注意鉴别）；⑦肺型 P 波。满足一条即可诊断。

3. 超声心动图检查

超声心动图诊断肺心病的阳性率为 60.6% ～ 87.0%。慢性肺心病的超声心动图诊断标准如下：①右心室流出道内径≥ 30 mm；②右心室内径≥ 20 mm；③右心室前壁厚度≥ 5 mm 或前壁搏动幅度升高；④左、右心室内径比值＜ 2；⑤右肺动脉内径≥ 18 mm 或肺动脉干≥ 20 mm；⑥右室流出道 / 左房内径 >1.4；⑦肺动脉瓣曲线出现肺动脉高压征象者（a 波低平或 <2 mm，或有收缩中期关闭征等）。

4. 血气分析

可出现低氧血症甚至呼吸衰竭或合并高碳酸血症。

5. 血液化验

红细胞及血红蛋白可升高。全血黏度及血浆黏度可升高，红细胞电泳时间常延长。心功能不全时可伴有肾功能或肝功能异常。

6. 其他

痰病原学检查可以指导抗生素的选用。早期或缓解期慢性肺心病可进行肺功能评价检查。

五、诊断

根据患者有慢阻肺或慢性支气管炎、肺气肿病史，或其他胸肺疾病病史，并出现肺动脉压升高、右心室增大或右心功能不全的征象，如颈静脉怒张、$P_2>A_2$、剑突下心脏搏动增强、肝大压痛、肝颈静脉反流征阳性、下肢水肿等，心电图、X 线胸片、超声心动图有肺动脉增宽和右心室增大、肥厚的征象，可以作出诊断。

六、鉴别诊断

1. 冠状动脉粥样硬化性心脏病（冠心病）

慢性肺心病与冠心病均多见于老年人，有许多相似之处，而且两病常共存。冠心病患者多有典型的心绞痛、心肌梗死病史或心电图表现，若有左心衰竭的发作史、原发性高血压、高脂血症、糖尿病病史，则更有助于鉴别。体格检查、X 线检查、心电图检查、超声心动图检查呈以左心室肥厚为主的征象，冠状动脉造影提示冠状动脉狭窄可鉴别。慢性肺心病合并冠心病时鉴别有较多困难，应详细询问病史，并结合体格检查和有关心、肺功能检查加以鉴别。

2. 风湿性心脏病

风湿性心脏病的三尖瓣疾病，应与慢性肺心病的相对三尖瓣关闭不全相鉴别。前者往往有风湿性关节炎和心肌炎病史，其他瓣膜，如二尖瓣、主动脉瓣常有病变，X 线检查、心电图及超声心动图常有特殊表现。

3. 原发性心肌病

本病多为全心增大，无慢性支气管、肺疾病史，无肺动脉高压的 X 线表现等。

七、治疗

（一）肺、心功能代偿期

可采用综合治疗措施，延缓基础支气管、肺疾病的进展，增强患者的免疫功能，预防感染，减少或避免急性加重，加强康复锻炼和营养，需要时可进行长期家庭氧疗或家庭无创呼吸机治疗等，以改善患者的生活质量。

（二）肺、心功能失代偿期

治疗原则为积极控制感染，通畅呼吸道，改善呼吸功能，纠正缺氧和二氧化碳潴留，控制呼吸衰竭和心力衰竭，防治并发症。

1. 控制感染

呼吸系统感染是引起慢性肺心病急性加重致肺、心功能失代偿的常见原因，需积极控制感染，当患者呼吸困难加重、咳嗽伴痰量增加、有脓性痰时，应依据患者所在地常见病原菌及其药物敏感情况积极选用抗生素治疗。门诊可用阿莫西林 / 克拉维酸、头孢唑肟、头孢呋辛、左氧氟沙星、莫西沙星等口服治疗；较重者可应用第三代头孢菌素，如头孢曲松 2.0 g 加入生理盐水中静脉滴注，每日 1 次。住院患者应根据预计的病原菌及当地细菌耐药情况选用抗生素，如 β - 内酰胺类 / β - 内酰胺酶抑制剂、大环内酯类或呼吸喹诺酮类，一般多静脉滴注给药。如果找到确切的病原菌，应根据药敏结果选用抗生素。

2. 控制呼吸衰竭

给予扩张支气管、祛痰等治疗，通畅呼吸道，改善通气功能。合理氧疗纠正缺氧。需要时给予无创正压通气或气管插管等有创正压通气治疗。

3. 控制心力衰竭

慢性肺心病患者一般在积极控制感染、改善呼吸功能、纠正缺氧和二氧化碳潴留后，心力衰竭便能得到改善，患者尿量增多，水肿消退，不需常规使用利尿药和正性肌力药。但对经上述治疗无效或严重心力衰竭患者，可适当选用利尿药、正性肌力药或血管扩张药。

（1）利尿药：通过抑制肾脏钠、水重吸收而增加尿量，消除水肿，减少血容量，减轻右心前负荷。但是应用利尿药后易出现低钾、低氯性碱中毒，痰液黏稠不易排痰和血液浓缩等问题，应注意预防。因此，原则上宜选用作用温和的利尿药，联合保钾利尿药，小剂量、短疗程使用。例如，氢氯噻嗪 25 mg，1 ～ 3 次 / 日，联用螺内酯 20 ～ 40 mg，1 ～ 2 次 / 日。

（2）正性肌力药：慢性肺心病患者由于慢性缺氧及感染，对洋地黄类药物的耐受性低，易致中毒，出现心律失常。因此，是否应用应持慎重态度，指征有：①感染已控制，呼吸功能已改善，利尿治疗后右心功能无改善者；②以右心衰竭为主要表现而无明显感染的患者；③合并室上性快速心律失常，如室上性心动过速、心房颤动（心室率 >100 次 / 分）者；④合并急性左心衰竭的患者，原则上选用作用快、排泄快的洋地黄类药物，小剂量（常规剂量的 1/2 或 2/3）静脉给药，常用毒毛花苷 K 0.125 ～ 0.25 mg，或毛花苷丙 0.2 ～ 0.4 mg 加入 10% 葡萄糖液缓慢静脉注射。用药前应注意纠正缺氧，防治低钾血症，以免发生药物毒性反应。低氧血症、感染等均可使心率增快，故不宜以心率作为衡量洋地黄类药物的应用和疗效考核指征。

（3）血管扩张药：血管扩张药在扩张肺动脉的同时也扩张体动脉，往往造成体循环血压下降，反射性产生心率增快、氧分压下降、二氧化碳分压上升等不良反应，因而限制了血管扩张药在慢性肺心病中的临床应用。

4. 防治并发症

（1）肺性脑病：由呼吸衰竭所致缺氧、二氧化碳潴留而引起，这些病理改变共同损伤脑血管和脑细胞，导致脑功能障碍，常继发于慢阻肺。诊断肺性脑病必须排除脑血管疾病、感染中毒性脑病和严重电解质紊乱等。

（2）酸碱失衡及电解质紊乱：慢性肺心病失代偿期常合并各种类型的酸碱失衡及电解质紊乱。呼吸性酸中毒以通畅气道、纠正缺氧和解除二氧化碳潴留为主。呼吸性酸中毒合并代谢性酸中毒通常需要补碱治疗，尤其当 pH<7.2 时，先补充 5% 碳酸氢钠 100 mL，然后根据血气分析结果酌情处理。呼吸性酸中毒合并代谢性碱中毒常合并低钠、低钾、低氯等电解质紊乱，应根据具体情况进行补充。低钾、低氯引起的代谢性碱中毒多是医源性的，应注意预防。

（3）心律失常：多表现为房性期前收缩及阵发性室上性心动过速，其中以紊乱性房性心动过速最具特征性。也可有心房扑动及心房颤动。一般经过控制感染，纠正缺氧、酸碱失衡和电解质紊乱后，心律失常可自行消失。如果持续存在，可根据心律失常的类型选用药物。

（4）休克：合并休克并不多见，一旦发生则预后不良。发生原因有严重感染、失血（多由上消化道出血所致）和严重心力衰竭或心律失常。

（5）消化道出血：慢性肺心病由于感染、呼吸衰竭、心力衰竭致胃肠道出血，以及应用糖皮质激素等，常常并发消化道出血，需要预防治疗，一旦发生需要积极处理。

（6）深静脉血栓形成：低剂量普通肝素或低分子量肝素可用于预防。

八、预后

慢性肺心病常反复急性加重，随肺功能的损害病情逐渐加重，多数预后不良，病死率在 10% ～ 15%，但经积极治疗可以延长寿命，提高患者生活质量。

（吕淑萍）

第四章　肺炎

第一节　肺炎概述

肺炎是指终末气道、肺泡和肺间质的炎症，可由病原微生物、理化因素、免疫损伤、过敏及药物所致。细菌性肺炎是最常见的肺炎，也是最常见的感染性疾病之一。在应用抗菌药物以前，细菌性肺炎对儿童及老年人的健康威胁极大，抗菌药物的出现及发展曾一度使肺炎病死率明显下降。但近年来，尽管应用强力的抗菌药物和有效的疫苗，肺炎的病死率并未进一步降低，甚至有所上升。

一、流行病学

社区获得性肺炎（CAP）和医院获得性肺炎（HAP）的年发病率分别为（5～11）/1 000 人口和（5～10）/1 000 住院患者。CAP 患者门诊治疗者病死率＜1%～5%，住院治疗者病死率平均为 12%，入住重症监护病房者病死率约为 40%。由 HAP 引起的相关病死率为 15.5%～38.2%。发病率和病死率高的原因与社会人口老龄化、吸烟、伴有基础疾病和免疫功能低下有关，如慢性阻塞性肺疾病、心力衰竭、肿瘤、糖尿病、尿毒症、神经系统疾病、药瘾、嗜酒、艾滋病、久病体衰、大型手术、应用免疫抑制剂和器官移植等。此外，亦与病原体变迁、新病原体出现、医院获得性肺炎发病率上升、病原学诊断困难、不合理使用抗菌药物导致细菌耐药性增强，尤其是多耐药（MDR）病原体增加等有关。

二、病因、发病机制和病理

正常的呼吸道免疫防御机制（如支气管内黏液 - 纤毛运载系统、肺泡巨噬细胞等细胞防御的完整性等）使下呼吸道免于细菌等致病菌感染。是否发生肺炎取决于两个因素：病原体和宿主因素。如果病原体数量多、毒力强和 /（或）宿主呼吸道局部和全身免疫防御系统受到损害，即可发生肺炎。病原体可通过下列途径引起社区获得性肺炎：①空气吸入；②血行播散；③邻近感染部位蔓延；④上呼吸道定植菌的误吸。医院获得性肺炎更多是通过误吸胃肠道的定植菌（胃食管反流）和 /（或）通过人工气道吸入环境中的致病菌引起的。病原体直接抵达下呼吸道后，滋生繁殖，引起肺泡毛细血管充血、水肿，肺泡内纤维蛋白渗出及细胞浸润。除了金黄色葡萄球菌、铜绿假单胞菌和肺炎克雷白杆菌等可引起肺组织的坏死性病变易形成空洞，肺炎治愈后多不遗留瘢痕，肺的结构与功能均可恢复。

三、分类

肺炎可按解剖、病因或患病环境加以分类。

（一）解剖分类

1. 大叶性（肺泡性）肺炎

病原体先在肺泡引起炎症，经肺泡间孔（Cohn 孔）向其他肺泡扩散，致使部分肺段或整个肺段、肺叶发生炎症。典型者表现为肺实质炎症，通常并不累及支气管。致病菌多为肺炎链球菌。X 线影像显示肺叶或肺段的实变阴影。

2. 小叶性（支气管性）肺炎

病原体经支气管入侵，引起细支气管、终末细支气管及肺泡的炎症，常继发于其他疾病，如支气管炎、支气管扩张及上呼吸道病毒感染等。其病原体有肺炎链球菌、葡萄球菌、病毒、肺炎支原体及军团菌等。X 线影像显示为沿着肺纹理分布的不规则斑片状阴影，边缘密度浅而模糊，无实变征象，肺下叶常受累。

3. 间质性肺炎

以肺间质为主的炎症，累及支气管壁和支气管周围组织，有肺泡壁增生及间质水肿，因病变仅在肺间质，故呼吸道症状较轻，病变广泛则呼吸困难明显。可由细菌、支原体、衣原体、病毒或肺孢子菌等引起。X 线影像表现为一侧或双侧肺下部不规则阴影，可呈磨玻璃状、网格状，其间可有小片肺不张阴影。

（二）病因分类

（1）细菌性肺炎，如肺炎链球菌、金黄色葡萄球菌、甲型溶血性链球菌、肺炎克雷白杆菌、流感嗜血杆菌、铜绿假单胞菌肺炎和鲍曼不动杆菌等。

（2）非典型病原体所致肺炎，如军团菌、支原体和衣原体等。

（3）病毒性肺炎，如冠状病毒、腺病毒、呼吸道合胞病毒、流感病毒、麻疹病毒、巨细胞病毒和单纯疱疹病毒等。

（4）肺真菌病，如念珠菌、曲霉、隐球菌、肺孢子菌和毛霉等。

（5）其他病原体所致肺炎，如立克次体（如 Q 热立克次体）、弓形体（如鼠弓形体）和寄生虫（如肺包虫、肺吸虫、肺血吸虫）等。

（6）理化因素所致的肺炎，如放射性损伤引起的放射性肺炎，胃酸吸入引起的化学性肺炎，对吸入或内源性脂类物质产生炎症反应的类脂性肺炎等。通常所说的肺炎不包括理化因素所致的肺炎。

（三）患病环境分类

由于细菌学检查阳性率低，培养结果滞后，病因分类在临床上应用较为困难，目前多按肺炎的获得环境分成两类，这是因为不同场所发生的肺炎病原学有相应的特点，所以，有利于指导经验性治疗。

1.CAP

CAP 是指在医院外罹患的感染性肺实质（含肺泡壁，即广义上的肺间质）炎症，包括具有明确潜伏期的病原体感染在入院后于潜伏期内发病的肺炎。其临床诊断依据如下。

（1）社区发病。

（2）肺炎相关临床表现：①新近出现的咳嗽、咳痰或原有呼吸道疾病症状加重并出现脓性痰，伴或不伴有胸痛 / 呼吸困难 / 咯血；②发热；③肺实变体征和（或）闻及湿啰音；④白细胞（WBC）＞ 10×10^9/L 或＜ 4×10^9/L，伴或不伴有中性粒细胞核左移。

（3）胸部影像学检查显示片状、斑片状浸润性阴影或间质性改变，伴或不伴有胸腔积液。符合（1）（3）及（2）中任何 1 项，并排除肺结核、肺部肿瘤、非感染性肺间质性疾病、肺水肿、肺不张、肺栓塞、肺嗜酸性粒细胞浸润症及肺血管炎等后，可作出临床诊断。CAP 常见病原体为肺炎链球菌、支原体、衣原体、流感嗜血杆菌和呼吸道病毒（如甲、乙型流感病毒、腺病毒、呼吸道合胞病毒和副流感病毒）等。

2.HAP

HAP 是指患者住院期间没有接受有创机械通气，未处于病原感染的潜伏期，且入院≥ 48 小时后在医院内新发生的肺炎。呼吸机相关性肺炎（VAP）是指气管插管或气管切开的患者，接受机械通气 48 小时后发生的肺炎及机械通气撤机、拔管后 48 小时内出现的肺炎。胸部 X 线或 CT 显示新出现或进展性的浸润影、实变影、磨玻璃影，加上下列三个临床症状中的两个或以上，可作出临床诊断：①发热，体温＞ 38℃；②脓性气道分泌物；③外周血白细胞计数＞ 10×10^9/L 或＜ 4×10^9/L。肺炎相关的临床表现满足的条件越多，临床诊断的准确性越高。HAP 的临床表现、实验室和影像学检查特异性低，应注意与肺不张、心力衰竭和肺水肿、基础疾病肺侵犯、药物性肺损伤、肺栓塞和急性呼吸窘迫综合征等相鉴别。临床诊断 HAP/VAP 后，应积极留取标本进行微生物学检测。非免疫缺陷的患者 HAP/VAP 通常由细菌感染引起，常见病原菌的分布及其耐药性特点随地区、医院等级、患者人群、暴露于抗菌药物情况不同而异，并且随时间而改变。我国 HAP/VAP 常见病原菌包括鲍曼不动杆菌、铜绿假单胞菌、肺炎克雷白杆菌、大肠埃希菌、金黄色葡萄球菌等。需要强调的是，在进行经验性治疗时了解当地医院的病原学监测数据尤为重要，应根据本地区、本医院甚至特定科室的病原谱和耐药特点，结合患者个体因素来选择抗菌药物。

四、临床表现

细菌性肺炎的症状可轻可重，取决于病原体和宿主的状态。常见症状为咳嗽、咳痰，或原有呼吸道症状加重，并出现脓性痰或血痰，伴或不伴有胸痛。病变范围大者可表现为呼吸困难、呼吸窘迫。大多数患者有发热症状。早期肺部体征无明显异常，重症者可有呼吸频率增快，鼻翼扇动，发绀等症状。肺实变时有典型的体征，如叩诊浊音、语颤增强和支气管呼吸音等，也可闻及湿啰音。并发胸腔积液者，患侧胸部叩诊浊音，语颤减弱，呼吸音减弱。

五、诊断和鉴别诊断

肺炎的诊断程序如下。

（一）确定肺炎诊断

首先必须把肺炎与呼吸道感染区别开来。呼吸道感染虽然有咳嗽、咳痰和发热等症状，但有其特点，上、下呼吸道感染无肺实质浸润，胸部 X 线检查可鉴别。其次，必须把肺炎与其他类似肺炎的疾病区别开来。

1. 肺结核

肺结核多有全身中毒症状，如午后低热、盗汗、疲乏无力、体重减轻、失眠、心悸等，女性患者可有月经失调或闭经等表现。X 线胸片可见病变多在肺尖或锁骨上下，密度不均，消散缓慢，且可形成空洞或肺内播散。痰中可找到结核分枝杆菌。一般抗菌治疗疗效不佳。

2. 肺癌

肺癌多无急性感染中毒症状，有时痰中带血丝，血白细胞计数不高。但肺癌可伴发阻塞性肺炎，经抗菌药物治疗炎症消退后肿瘤阴影渐趋明显，或可见肺门淋巴结肿大，有时出现肺不张。若抗菌药物治疗后肺部炎症不见消散，或消散后于同一部位再次出现肺炎，应密切随访。对有吸烟史及年龄较大的患者，必要时做 CT、磁共振成像（MRI）、支气管镜和痰液脱落细胞等检查，以免贻误诊断。

3. 肺血栓栓塞症

肺血栓栓塞症多有静脉血栓的危险因素，如血栓性静脉炎、心肺疾病、创伤、手术和肿瘤等病史，可发生咯血、晕厥，呼吸困难较明显。X 线胸片显示区域性肺血管纹理减少，有时可见尖端指向肺门的楔形阴影。动脉血气分析常见低氧血症及低碳酸血症。D- 二聚体、CT 肺动脉造影、放射性核素肺通气 / 灌注扫描和 MRI 等检查可帮助鉴别。

4. 非感染性肺部浸润

需排除非感染性肺部疾病，如间质性肺炎、肺水肿、肺不张和肺血管炎等。

（二）评估严重程度

如果肺炎的诊断成立，评价病情的严重程度对于决定在门诊治疗，或入院治疗，或ICU治疗至关重要。肺炎严重程度取决于三个主要因素：肺部局部炎症程度、肺部炎症的播散程度和全身炎症反应程度。重症肺炎目前还没有普遍认同的诊断标准，如果肺炎患者需要通气支持（如急性呼吸衰竭、气体交换严重障碍伴高碳酸血症或持续低氧血症等）、循环支持（血流动力学障碍、外周灌注不足）和需要加强监护与治疗，可认为是重症肺炎。目前，许多国家制定了重症肺炎的诊断标准，虽然有所不同，但均注重肺部病变的范围、器官灌注和氧合状态。目前，我国推荐使用CURB-65作为判断CAP患者是否需要住院治疗的标准。

CURB-65共5项指标，满足1项得1分：①意识障碍；②尿素氮＞7 mmol/L；③呼吸频率≥30次/分钟；④收缩压＜90 mmHg或舒张压≤60 mmHg；⑤年龄≥65岁。评分为0～1分，原则上门诊治疗即可；评分为2分则建议住院治疗或在严格随访下院外治疗；3～5分应住院治疗。同时应结合患者年龄、基础疾病、社会经济状况、胃肠功能、治疗依从性等进行综合判断。

若CAP符合下列1项主要标准或≥3项次要标准者可诊断为重症肺炎，需密切观察，积极救治，有条件时收住ICU治疗。主要标准：①需要气管插管进行机械通气治疗；②脓毒症休克经积极液体复苏后仍需要血管活性药物治疗。次要标准：①呼吸频率≥30次/分钟；② PaO_2/FiO_2 ≤250 mmHg；③多肺叶浸润；④意识障碍和/（或）定向障碍；⑤血尿素氮≥20 mg/dl（7.14 mmol/L）；⑥收缩压＜90 mmHg，需要积极进行液体复苏。

（三）确定病原体

由于人的上呼吸道黏膜表面及其分泌物含有许多微生物，即所谓的正常菌群，因此，途经口咽部的下呼吸道分泌物或痰无疑极易受到污染。有慢性气道疾病者、老年人和危重症患者等，其呼吸道定植菌明显增加，影响痰中致病菌的分离和判断。另外，应用抗菌药物后可影响细菌培养结果。因此，在采集呼吸道标本进行细菌培养时，应尽可能在应用抗菌药物前进行，为避免污染，应及时送检，以便结果能起到指导治疗的作用。目前常用的方法如下。

（1）痰，采集方便，是最常用的下呼吸道病原学标本。采集后在室温下2小时内送检。先直接涂片，光镜下观察细胞数量，如每低倍视野鳞状上皮细胞＜10个，白细胞＞25个，或鳞状上皮细胞：白细胞比＜1 ：2.5，可作为污染相对较少的“合格”标本接种培养。痰定量培养分离的致病菌或条件致病菌浓度≥107 cfu/mL，可以认为是肺部感染的致病菌；

若致病菌或条件致病菌浓度≥ 104 cfu/mL 则为污染菌；介于两者之间建议重复痰培养；如连续分离到相同细菌，105 ～ 106 cfu/mL 连续两次以上，也可认为是致病菌。

（2）经支气管镜或人工气道吸引，受口咽部细菌污染的机会较咳痰少，如吸引物细菌培养其浓度≥ 105 cfu/mL，可认为是致病菌，低于此浓度则多为污染菌。

（3）防污染样本毛刷，如细菌≥ 103 cfu/mL，可认为是致病菌。

（4）支气管肺泡灌洗，如细菌≥ 104 cfu/mL，防污染 BAL 标本细菌≥ 103 cfu/mL，可认为是致病菌。

（5）经皮细针吸检和开胸肺活检，敏感性和特异性均很好，但由于是创伤性检查，容易引起并发症，如气胸、出血等，临床一般用于对抗菌药物经验性治疗无效或其他检查不能确定者。

（6）血培养和胸腔积液培养，肺炎患者血培养和痰培养分离到相同细菌，可确定为肺炎的病原菌。如果仅为血培养阳性，但不能用其他原因，如腹腔感染、静脉导管相关性感染解释菌血症的原因，血培养的细菌也可认为是肺炎的病原菌。胸腔积液中培养的细菌则基本可认为是肺炎的致病菌。由于血或胸腔积液标本的采集均经过皮肤，故其结果须排除操作过程中皮肤细菌的污染。

（7）尿抗原试验，包括军团菌和肺炎链球菌尿抗原。

（8）血清学检查，测定特异性 IgM 抗体滴度，如急性期和恢复期之间抗体滴度有 4 倍升高可诊断，如支原体、衣原体、嗜肺军团菌和病毒感染等，多为回顾性诊断。

六、治疗

抗感染治疗是肺炎治疗的关键环节，包括经验性治疗和抗病原体治疗。前者主要根据本地区、本单位的肺炎病原体流行病学资料，选择可能覆盖病原体的抗菌药物，后者则根据病原学的培养结果或肺组织标本的培养或病理结果以及药物敏感试验结果，选择体外试验敏感的抗菌药物。此外，还应该根据患者的年龄、有无基础疾病、是否有误吸、住普通病房还是重症监护病房、住院时间长短和肺炎的严重程度等，选择抗菌药物和给药途径。

青壮年和无基础疾病的 CAP 患者，常用青霉素类、第一代头孢菌素等。由于我国肺炎链球菌对大环内酯类药物耐药率高，故对该菌所致的肺炎不单独使用大环内酯类药物治疗。对耐药肺炎链球菌可使用呼吸氟喹诺酮类药物（如莫西沙星、吉米沙星和左氧氟沙星等）。老年人、有基础疾病或住院的 CAP 患者，常用呼吸氟喹诺酮类药物，第二、第三代头孢菌素，β - 内酰胺类 / β - 内酰胺酶抑制剂或厄他培南，可联合大环内酯类药物。HAP 常用第二、第三代头孢菌素，β - 内酰胺类 / β - 内酰胺酶抑制剂、氟喹诺酮类或碳青霉烯类药物。

重症肺炎首先应选择广谱的强力抗菌药物，并应足量、联合用药。因为初始经验性治疗不足或不合理，或之后根据病原学培养结果调整抗菌药物，其病死率均明显高于初始治疗正确者。重症 CAP 常用 β - 内酰胺类联合大环内酯类或氟喹诺酮类药物；青霉素过敏者用呼吸氟喹诺酮类和氨曲南。HAP 可用抗假单胞菌的 β - 内酰胺类、广谱青霉素 / β - 内酰胺酶抑制剂、碳青霉烯类的任何一种联合呼吸氟喹诺酮类或氨基糖苷类药物，如怀疑有 MDR 球菌感染可选择联合万古霉素、替考拉宁或利奈唑胺。

抗菌药物治疗应尽早进行，一旦怀疑为肺炎即应马上给予首剂抗菌药物，越早治疗预后越好。病情稳定后可从静脉途径转为口服治疗。抗感染治疗一般可于热退 2 ～ 3 天且主要呼吸道症状明显改善后停药，但疗程应视病情严重程度、缓解速度、并发症及不同病原体而异，不必以肺部阴影吸收程度作为停用抗菌药物的指征。通常轻、中度 CAP 患者疗程为 5 ～ 7 天，重症以及伴有肺外并发症患者可适当延长抗感染疗程。非典型病原体治疗反应较慢者疗程延长至 10 ～ 14 天。金黄色葡萄球菌、铜绿假单胞菌、克雷伯菌属或厌氧菌等容易导致肺组织坏死，抗菌药物疗程可延长至 14 ～ 21 天。

大多数 CAP 患者在初始治疗后 72 小时临床症状得以改善，表现为体温下降，症状改善，临床状态稳定，白细胞、C 反应蛋白和降钙素原逐渐降低或恢复正常，但影像学改善滞后于临床症状。应在初始治疗后 72 小时对病情进行评价，部分患者对治疗的反应相对较慢，只要临床表现无恶化，可以继续观察，不必急于更换抗感染药物。经治疗后临床稳定，可以认定为初始治疗有效。临床稳定需符合下列所有 5 项指标：①体温≤ 37.8℃；②心率≤ 100 次 / 分钟；③呼吸频率≤ 24 次 / 分钟；④收缩压≥ 90 mmHg；⑤氧饱和度≥ 90%（或者动脉氧分压≥ 60 mmHg，吸空气条件下）。对临床稳定且能接受口服药物治疗的患者，改用同类或抗菌谱相近、对致病菌敏感的口服制剂进行序贯治疗。

如 72 小时后症状无改善，其原因可能有：①药物未能覆盖致病菌，或细菌耐药；②特殊病原体感染，如结核分枝杆菌、真菌、病毒等；③出现并发症或存在影响疗效的宿主因素（如免疫抑制）；④非感染性疾病误诊为肺炎；⑤药物热。需仔细分析，做必要的检查，进行相应处理。

七、预防

加强体育锻炼，增强体质。减少危险因素，如吸烟、酗酒等。年龄大于 65 岁者可接种流感疫苗。对于年龄大于 65 岁或不足 65 岁，但有心血管疾病、肺疾病、糖尿病、肝硬化和免疫抑制者可接种肺炎疫苗。

（张清华）

第二节　细菌性肺炎

一、肺炎链球菌肺炎

肺炎链球菌肺炎是由肺炎链球菌（SP）所引起的肺炎，约占CAP的半数。通常急骤起病，以高热、寒战、咳嗽、血痰及胸痛为特征。胸部影像学检查呈肺段或肺叶急性炎症实变。抗菌药物的广泛使用，使本病的起病方式、症状及X线影像改变均不典型。

（一）病因和发病机制

SP为革兰氏染色阳性球菌，多为双排列或短链排列。有荚膜，其毒力与荚膜中的多糖结构及含量有关。根据荚膜多糖的抗原特性，SP可分为86个血清型。成人致病菌多属1～9型及12型，以第3型毒力最强，儿童则多为6、14、19及23型。SP在干燥痰中能存活数个月，但在阳光直射1小时或加热至52℃ 10分钟即可被杀灭，对苯酚等消毒剂亦甚敏感。机体免疫功能正常时，SP是寄居在口腔及鼻咽部的一种正常菌群，带菌率随年龄、季节及免疫状态的变化而有差异。机体免疫功能受损时，有毒力的SP入侵人体而致病。SP除引起肺炎外，少数可引起菌血症或感染性休克，老年人及婴幼儿的病情尤为严重。

SP不产生毒素，不引起组织坏死或形成空洞。其致病力是由于高分子多糖体的荚膜对组织的侵袭作用，先引起肺泡壁水肿，出现白细胞与红细胞渗出，之后含菌的渗出液经Cohn孔向肺的中央部分扩展，甚至累及几个肺段或整个肺叶。因病变开始于肺的外周，故肺叶间分界清楚，易累及胸膜，引起渗出性胸膜炎。

（二）病理

病理改变有充血期、红肝变期、灰肝变期及消散期。表现为肺组织充血水肿，肺泡内浆液渗出及红、白细胞浸润，白细胞吞噬细菌，继而纤维蛋白渗出物溶解、吸收、肺泡重新充气。肝变期病理阶段实际并无明确分界，经早期应用抗菌药物治疗，典型病理的分期已经很少见。病变消散后肺组织结构多无损坏，不留纤维瘢痕。极个别患者肺泡内纤维蛋白吸收不完全，甚至有成纤维细胞形成，形成机化性肺炎。老年人及婴幼儿感染可沿支气管分布（支气管肺炎）。若未及时治疗，5%～10%的患者可并发脓胸，10%～20%的患者因细菌经淋巴管、胸导管进入血液循环，可引起脑膜炎、心包炎、心内膜炎、关节炎和中耳炎等肺外感染。

（三）临床表现

冬季与初春多见肺炎链球菌肺炎，常与呼吸道病毒感染相伴行。患者多为原来健康的青壮年或老年人与婴幼儿，男性较多见。吸烟者、痴呆者、慢性支气管炎、支气管扩张、充血性心力衰竭、慢性病患者以及免疫抑制者均易受 SP 感染。

1. 症状

发病前常有受凉、淋雨、疲劳、醉酒、病毒感染史，多有上呼吸道感染的前驱症状。起病急骤，高热，寒战，全身肌肉酸痛，体温在数小时内升至 39 ～ 40℃，高峰在下午或傍晚，或呈稽留热，脉率随之增速。可有患侧胸部疼痛，放射到肩部或腹部，咳嗽或深呼吸时加剧等表现。痰少，可带血或呈铁锈色，胃纳减退，偶有恶心、呕吐、腹痛或腹泻等症状，易被误诊为急腹症。

2. 体征

患者呈急性热病容，面颊绯红，鼻翼扇动，皮肤灼热、干燥，口角及鼻周有单纯疱疹；病变广泛时可出现发绀。有脓毒症者，可出现皮肤、黏膜出血点，巩膜黄染。早期肺部体征无明显异常，仅有胸廓呼吸运动幅度减小，叩诊稍浊，听诊可有呼吸音减弱及胸膜摩擦音。肺实变时叩诊浊音，触觉语颤增强并可闻及支气管呼吸音。消散期可闻及湿啰音。心率增快，有时心律不齐。重症患者有肠胀气，上腹部压痛多与炎症累及膈膜有关。重症感染时可伴休克、急性呼吸窘迫综合征及神经精神症状。

自然病程大致 1 ～ 2 周。发病 5 ～ 10 天，体温可自行骤降或逐渐消退；使用有效的抗菌药物后可使体温在 1 ～ 3 天恢复正常。患者的其他症状与体征亦随之逐渐消失。

（四）并发症

SP 肺炎的并发症近年已很少见。严重脓毒症或毒血症患者易发生感染性休克，尤其是老年人。表现为血压降低、四肢厥冷、多汗、发绀、心动过速、心律失常等，而高热、胸痛、咳嗽等症状并不突出。其他并发症有胸膜炎、脓胸、心包炎、脑膜炎和关节炎等。

（五）实验室和其他检查

血白细胞计数升高，中性粒细胞多在 80% 以上，并有细胞核左移。年老体弱、酗酒、免疫功能低下者的白细胞计数可不升高，但中性粒细胞百分比仍升高。痰直接涂片作革兰氏染色及荚膜染色镜检，如发现典型的革兰氏染色阳性、带荚膜的双球菌或链球菌，即可初步作出病原学诊断。痰培养 24 ～ 48 小时可以确定病原体。痰标本要及时送检，在抗菌药物应用之前漱口后采集，取深部咳出的脓性或铁锈色痰。聚合酶链式反应（PCR）及荧光标记抗体检测可提高病原学诊断率。尿SP抗原可呈阳性。10%～20%的患者合并菌血症，故重症肺炎应做血培养。如合并胸腔积液，应积极抽取积液进行细菌培养。

胸部影像学检查早期仅见肺纹理增粗，或受累的肺段、肺叶稍模糊。随着病情进展，表现为大片炎症浸润阴影或实变影，在实变阴影中可见支气管充气征，肋膈角可有少量胸腔积液。在消散期，炎症浸润逐渐吸收，可有片状区域吸收较快而呈现“假空洞”征，多数病例在起病3～4周后才完全消散。老年肺炎病灶消散较慢，容易吸收不完全而成为机化性肺炎。

（六）诊断

根据典型症状与体征，结合胸部X线检查，容易作出初步诊断。年老体衰、继发于其他疾病或灶性肺炎表现者，临床常不典型，需认真加以鉴别。病原菌检测是确诊本病的主要依据。

（七）治疗

1. 抗菌药物治疗

首选青霉素，用药途径及剂量视病情轻重及有无并发症而定。轻症患者，可用240万U/d，分3次肌内注射，或用普鲁卡因青霉素每12小时肌内注射60万U。病情稍重者，宜用青霉素240万～480万U/d，分次静脉滴注，每6～8小时1次；重症及并发脑膜炎者，可增至1 000万～3 000万U/d，分4次静脉滴注。鉴于目前SP对青霉素不敏感率的升高以及对青霉素最低抑菌浓度（MIC）敏感阈值的提高，最近欧洲下呼吸道感染处理指南建议进行大剂量青霉素治疗，对怀疑SP肺炎者，青霉素320万U，每4小时1次，对青霉素MIC ≤ 8 mg/L的SP有效，并可预防由于广谱抗菌药物应用引起的耐药SP、耐甲氧西林金黄色葡萄球菌（MRSA）和艰难梭菌的传播对青霉素过敏者，或感染耐青霉素菌株者，用呼吸氟喹诺酮类、头孢噻肟或头孢曲松等药物，感染MDR菌株者可用万古霉素、替考拉宁或利奈唑胺。

2. 支持疗法

患者卧床休息，补充足够的蛋白质、热量及维生素。密切监测病情变化，休克或剧烈胸痛者，可酌情用少量镇痛药。不用阿司匹林或其他解热药，以免过度出汗、脱水及干扰真实热型，导致临床判断错误。鼓励每日饮水1～2 L，失水者可输液。中等或重症患者（PaO_2 < 60 mmHg或有发绀）应给氧。若有明显麻痹性肠梗阻或胃扩张，应暂时禁食、禁饮和胃肠减压，直至肠蠕动恢复。烦躁不安、谵妄、失眠者酌情用镇静药，禁用抑制呼吸的镇静药。

3. 并发症的处理

经抗菌药物治疗后，高热常在 24 小时内消退，或数日内逐渐下降。若体温降而复升或 3 天后仍不降者，应考虑 SP 的肺外感染，如脓胸、心包炎或关节炎等；若持续发热应寻找其他原因。10%～20% SP 肺炎伴发胸腔积液，应酌情取胸液检查及培养以确定其性质。若治疗不当，约 5% 并发脓胸，应积极引流排脓。

二、葡萄球菌肺炎

葡萄球菌肺炎是由葡萄球菌引起的急性肺化脓性炎症，常发生于有基础疾病，如糖尿病、血液病、艾滋病、肝病、营养不良、酒精中毒、静脉吸毒或原有支气管肺疾病者，流感后、病毒性肺炎后或儿童患麻疹时也易罹患。多急骤起病，高热、寒战、胸痛、脓性痰，可早期出现循环衰竭。胸部影像学表现为坏死性肺炎，如肺脓肿、肺气囊肿和脓胸等。若治疗不及时或不当，病死率甚高。

（一）病因和发病机制

葡萄球菌为革兰氏染色阳性球菌，可分为凝固酶阳性的葡萄球菌（主要为金黄色葡萄球菌，简称金葡菌）及凝固酶阴性的葡萄球菌（如表皮葡萄球菌和腐生葡萄球菌等）。其致病物质主要是毒素与酶，如溶血毒素、杀白细胞素、肠毒素等，具有溶血、坏死、杀白细胞及血管痉挛等作用。葡萄球菌致病力可用血浆凝固酶来测定，阳性者致病力较强。金黄色葡萄球菌凝固酶为阳性，是化脓性感染的主要原因，但其他凝固酶阴性葡萄球菌亦可引起感染。随着医院内感染的增多，由凝固酶阴性葡萄球菌引起的肺炎也不断增多。HAP 中葡萄球菌感染占 11%～25%。近年有耐甲氧西林金黄色葡萄球菌（MRSA）在医院内暴发流行的报道。另外，社区获得性 MRSA（CA-MRSA）肺炎的出现也应引起高度的重视。

（二）病理

经呼吸道吸入的肺炎常呈大叶性分布或广泛的融合性支气管肺炎。支气管及肺泡破溃可使气体进入肺间质，并与支气管相通。当坏死组织或脓液阻塞细支气管时，易形成单向活瓣作用，产生张力性肺气囊肿。浅表的肺气囊肿若张力过高，可溃破形成气胸或脓气胸，并可形成支气管胸膜瘘，偶可伴发化脓性心包炎、脑膜炎等。

皮肤感染灶（如疖、痈、毛囊炎、蜂窝织炎和伤口感染等）中的葡萄球菌可经血液循环抵达肺部，引起多处肺实变、化脓及组织破坏，形成单个或多发性肺脓肿。

（三）临床表现

1. 症状

起病多急骤，寒战、高热，体温多高达 39 ～ 40℃，胸痛，痰脓性、量多，带血丝或呈脓血状。毒血症状明显，全身肌肉、关节酸痛，体质虚弱，精神萎靡，病情严重者可早期出现周围循环衰竭。院内感染者通常起病较隐匿，体温逐渐上升。老年人症状可不典型。血源性葡萄球菌肺炎常有皮肤伤口、疖、痈或中心静脉导管置入等，或有静脉吸毒史者，较少咳脓性痰。

2. 体征

早期可无体征，常与严重的中毒症状和呼吸道症状不平行，然后可出现两肺散在性湿啰音。病变较大或融合时可有肺实变体征，气胸或脓气胸则有相应体征。血源性葡萄球菌肺炎应注意肺外病灶，静脉吸毒者多有皮肤针口和三尖瓣赘生物，可闻及心脏杂音。

（四）实验室检查和其他检查

外周血白细胞计数明显升高，中性粒细胞比例增加，细胞核左移。胸部 X 线检查显示肺段或肺叶实变，可早期形成空洞，或呈小叶状浸润，其中有单个或多发的液气囊腔。另一特征是 X 线影像阴影的易变性，表现为一处的炎性浸润消失而在另一处出现新的病灶，或很小的单一病灶发展为大片阴影。治疗有效时，病变消散，阴影密度逐渐降低，2 ～ 4 周后病变完全消失，偶可遗留少许条索状阴影或肺纹理增多等。

（五）诊断

根据全身毒血症状，咳嗽、脓血痰，白细胞计数升高、中性粒细胞比例增加、细胞核左移并有中毒颗粒和 X 线影像表现，可作出初步诊断。细菌学检查是确诊的依据，可进行痰、胸腔积液、血和肺穿刺物培养。

（六）治疗

强调早期清除和引流原发病灶，选用敏感的抗菌药物。近年来，金黄色葡萄球菌对青霉素的耐药率已高达 90%，因此，可选用耐青霉素酶的半合成青霉素或头孢菌素，如苯唑西林钠、氯唑西林钠、头孢呋辛钠等，联合氨基糖苷类，如阿米卡星等，亦有较好疗效。阿莫西林、氨苄西林与酶抑制剂组成的复方制剂对产酶金黄色葡萄球菌有效。对于 MRSA，则应选用万古霉素、替考拉宁和利奈唑胺等，如每日静脉滴注万古霉素 1.5 ～ 2.0 g，偶有药物热、皮疹、静脉炎等不良反应。临床选择抗菌药物时可参考细菌培养的药物敏感试验。

（张清华）

第三节　其他病原体所致的肺部感染

一、肺炎支原体肺炎

肺炎支原体肺炎是由肺炎支原体（MP）引起的呼吸道和肺部的急性炎症改变，常同时有咽炎、支气管炎和肺炎。肺炎支原体是引起人类社区获得性肺炎的重要病原体，占所有 CAP 病原体的 5%～30%，它由口、鼻分泌物经空气传播，终年散发并可引起小流行的呼吸道感染。主要见于儿童和青少年，在成人中也较常见。肺炎支原体肺炎大多症状轻，预后较好，但肺炎支原体感染也可引起严重的双侧肺炎和其他系统的肺外并发症而导致死亡，如脑膜炎、脊髓炎、心肌炎、心包炎、免疫性溶血性贫血和肾炎等。

（一）病因和发病机制

MP 是介于细菌和病毒之间、兼性厌氧、能独立生活的最小微生物。存在于呼吸道分泌物中的支原体随飞沫以气溶胶颗粒形式传播给密切接触者，潜伏期为 2 ～ 3 周，传染性较小。肺炎支原体肺炎患者以儿童及青年人居多，婴儿间质性肺炎亦应考虑本病的可能。发病前 2 ～ 3 天直至病愈数周，均可在呼吸道分泌物中发现 MP。肺炎支原体入侵呼吸道后，借助表面蛋白与呼吸道上皮细胞表面的神经氨酸受体黏附，并移动到纤毛的基底部位，从而保护支原体免受纤毛系统的清除。肺炎支原体通过诱导免疫损伤及释放毒性代谢产物，如过氧化氢（H_2O_2）和超氧化物等，引起支气管、细支气管黏膜层损坏，纤毛运动减弱甚至消失，并可累及间质、肺泡壁等。

肺炎支原体感染和发病除病原体的直接致病作用外，尚存在复杂的免疫病理机制。MP 感染后血清中产生特异性 IgM、IgG 及 IgA，呼吸道局部也产生相应的分泌性抗体，后者具有较强的保护作用，导致儿童或青少年再感染时病变和症状加重。MP 感染后 IgE 反应亦见增强，可出现 IgE 介导的超敏反应，导致哮喘患者的急性发作。肺炎支原体感染后还可以产生多种非特异性抗体，如冷凝集素以及抗脑、心、肺、肝及平滑肌的自身抗体，可能与患者肺外并发症的发生有关。此外，有报道在肺炎支原体肺炎患者血清中测出免疫复合物，在并发肾炎者的肾小球中测出含肺炎支原体抗原的免疫复合物。MP 感染可产生特异性细胞免疫，并随年龄增长而上升，也可产生酷似结核菌素反应的迟发型变态反应。MP 细胞膜与宿主细胞膜有共同抗原成分，使之逃避宿主的免疫监视，导致长期寄居。

（二）病理

肺部病变为支气管肺炎、间质性肺炎和细支气管炎。肺泡内可含少量渗出液，并可发生灶性肺不张。肺泡壁与间隔有中性粒细胞、单核细胞、淋巴细胞及浆细胞浸润。支气管黏膜充血，上皮细胞肿胀，胞质空泡形成，有坏死和脱落。胸腔可有纤维蛋白渗出和少量渗出液。开胸肺活检的资料表明肺炎支原体感染还可引起闭塞性细支气管炎伴机化性肺炎。

（三）临床表现

肺炎支原体感染起病缓慢，起初有数天至一周的无症状期，继而乏力、头痛、咽痛、肌肉酸痛，咳嗽明显，多为发作性干咳，夜间为重，也可产生脓痰，持久的阵发性剧咳为肺炎支原体肺炎较为典型的表现。一般为中等度发热，也可以不出现发热。可伴有鼻咽部和耳部的疼痛，也可伴有气促或呼吸困难。咽部和鼓膜可以见到充血，颈部淋巴结肿大。有10%～20%的患者出现斑丘疹或多形红斑等。胸部体征不明显，与肺部病变程度不相符。可闻鼾音、笛音及湿啰音。很少有肺实变体征，亦有在整个病程中无任何阳性体征者。

（四）实验室检查和其他检查

血白细胞总数正常或略升高，以中性粒细胞为主。起病 2 周后，约 2/3 的患者冷凝集试验阳性，滴度≥ 1 ∶ 32，如果滴度逐步升高，更有诊断价值。如血清支原体 IgM 抗体≥ 1 ∶ 64，或恢复期抗体滴度有 4 倍升高，可进一步确诊。直接检测呼吸道标本中肺炎支原体抗原，可用于临床早期快速诊断。单克隆抗体免疫印迹法、核酸杂交技术及 PCR 技术等具有高效、特异而敏感等优点。

X 线检查显示肺部多种形态的浸润影，呈节段性分布，以肺下野为多见，有的从肺门附近向外伸展。病变常在 3 ～ 4 周后自行消散。部分患者可出现少量胸腔积液。

（五）诊断和鉴别诊断

需综合临床症状、X 线影像表现及血清学检查结果作出诊断。培养分离出肺炎支原体虽然对诊断有决定性意义，但其检出率较低，技术条件要求高，所需时间长。血清学试验有一定参考价值，尤其血清抗体有 4 倍升高者，但多为回顾性诊断。本病应与病毒性肺炎、军团菌肺炎等相鉴别。外周血嗜酸性粒细胞数正常，可与嗜酸性粒细胞肺浸润相鉴别。

（六）治疗

早期使用适当抗生素可减轻症状及缩短病程。本病有自限性，多数病例不经治疗可自愈。大环内酯类抗生素为首选，如红霉素、罗红霉素和阿奇霉素等。对大环内酯类不敏感者则可选用呼吸氟喹诺酮类，如左氧氟沙星、莫西沙星等，四环素类也用于肺炎支原体肺炎的治疗。疗程一般为 2 ～ 3 周。因肺炎支原体无细胞壁，青霉素或头孢菌素类等抗生素无效。对剧烈呛咳者，应适当给予镇咳药。若合并细菌感染，可根据病原学检查，选用有针对性的抗生素治疗。

二、肺炎衣原体肺炎

肺炎衣原体肺炎是由肺炎衣原体（CP）引起的急性肺部炎症，大部分为轻症，发病常隐匿，没有性别差异，四季均可发生。常累及上下呼吸道，可引起咽炎、喉炎、扁桃体炎、鼻窦炎、支气管炎和肺炎。肺炎衣原体肺炎多见于学龄儿童，但 3 岁以下的儿童较少患病。在半封闭的环境，如家庭、学校、军队及其他人口集中的工作区域可在小范围内流行，占社区获得性肺炎的 10%～20%。

（一）病因和发病机制

CP 是专性细胞内细菌样寄生物，属于衣原体科。引起人类肺炎的还有鹦鹉热衣原体。CP 具有原体和始体两相生活环。原体呈致密球状，直径为 0.2 ～ 0.4 μm，具有感染性；始体亦称网状体，直径约为 0.5 μm，是衣原体的增殖型，没有感染力。CP 是一种人类致病源，属于人—人传播，可能通过呼吸道的飞沫传染，也可能通过污染物传染。年老体弱、营养不良、慢阻肺、免疫功能低下者易被感染。

（二）临床表现

起病多隐袭，早期表现为上呼吸道感染症状，与肺炎支原体肺炎颇为相似。通常症状较轻，伴有发热、寒战、肌痛、干咳、非胸膜炎性胸痛、头痛、不适和乏力，少有咯血。发生咽喉炎者表现为咽喉痛、声音嘶哑，有些患者可表现为双阶段病程：开始表现为咽炎，经对症处理好转；1 ～ 3 周后又发生肺炎或支气管炎，咳嗽加重。少数患者可无症状。CP 感染时也可伴有肺外表现，如中耳炎、关节炎、甲状腺炎、脑炎、吉兰 - 巴雷综合征等。体格检查肺部多无异常，偶闻及湿啰音。

（三）实验室和其他检查

血白细胞正常或稍高，血沉多增快。从痰、咽拭子、咽喉分泌物、支气管肺泡灌洗液中直接分离出 CP 是诊断的金标准。但 CP 不能体外培养，需要在呼吸道来源的细胞系（如 Hep-2 和 HL 细胞系）中接种培养，操作较烦琐，一般仅用于科学研究，大多数医院难以开展。目前肺炎衣原体肺炎的诊断主要依靠血清学。原发感染者，急性期血清标本，如 IgM 滴度≥ 1 ∶ 32 或急性期和恢复期的双份血清 IgM 或 IgG 有 4 倍以上的升高可诊断。再感染者 IgG 滴度≥ 1 ∶ 512 或 4 倍以上升高，或恢复期 IgM 有 4 倍以上的升高。也可用 PCR 方法对呼吸道标本进行 DNA 扩增，该方法多用于临床流行病学调查。

X 线检查显示疾病早期以单侧、下叶肺泡渗出为主，后期可发展成双侧病变，表现为肺间质和肺泡渗出混合存在，病变可持续几周。原发感染者多为肺泡渗出，再感染者则为肺泡渗出和间质病变混合。

（四）诊断和鉴别诊断

应结合呼吸道和全身症状、X线检查、病原学和血清学检查进行综合分析。对于应用β-内酰胺类抗生素治疗无效的肺炎患者，持续干咳时应警惕CP感染。因此，并无特异的临床表现，确诊主要依据有关的特殊检查，如病原体分离和血清学检测。应注意与肺炎支原体肺炎和病毒性肺炎相鉴别。

（五）治疗

大环内酯类抗生素为首选，如红霉素、罗红霉素、阿奇霉素和克拉霉素等；喹诺酮类抗生素，如左氧氟沙星、莫西沙星等和四环素类，如多西环素等，也具有良好疗效。疗程均为14～21天。对发热、干咳、头痛等可进行对症治疗。

三、病毒性肺炎

病毒性肺炎是由病毒侵入呼吸道上皮及肺泡上皮细胞引起的肺间质及实质性炎症。免疫功能正常或抑制的个体均可罹患。大多发生于冬春季节，暴发或散发流行。病毒是成人社区获得性肺炎除细菌外第二大常见病原体，大多可自愈。近年来，新的变异病毒，如SARS冠状病毒、H5N1、H1N1、H7N9病毒等的不断出现，产生暴发流行，死亡率较高，成为公共卫生防御的重要疾病之一。

（一）病因和发病机制

常见病毒为甲、乙型流感病毒，腺病毒，副流感病毒，呼吸道合胞病毒和冠状病毒等。免疫抑制宿主为疱疹病毒和麻疹病毒的易感者；骨髓移植和器官移植受者易患疱疹病毒和巨细胞病毒性肺炎。患者可同时受一种以上病毒感染，并常继发细菌感染，如金黄色葡萄球菌感染，免疫抑制宿主还常继发真菌感染。病毒性肺炎主要为吸入性感染，通过人与人的飞沫传染，主要是由上呼吸道病毒感染向下蔓延所致，常伴气管-支气管炎。偶见黏膜接触传染，呼吸道合胞病毒通过尘埃传染。器官移植的病例可因为多次输血，甚至供者的器官引起病毒血行播散感染，通常不伴气管-支气管炎。

（二）病理

病毒侵入细支气管上皮引起细支气管炎。感染可波及肺间质与肺泡而致肺炎。气道上皮广泛受损，黏膜发生溃疡，其上覆盖纤维蛋白被膜。单纯病毒性肺炎多为间质性肺炎，肺泡间隔有大量单核细胞浸润。肺泡水肿被覆含蛋白及纤维蛋白的透明膜，使肺泡弥散距离增加。肺炎可为局灶性或弥漫性，也可呈实变。部分肺泡细胞及巨噬细胞内可见病毒包涵体。炎症介质释出，直接作用于支气管平滑肌，致使支气管痉挛。病变吸收后可留有肺纤维化。

（三）临床表现

好发于病毒性疾病流行季节，症状通常较轻，与肺炎支原体肺炎的症状相似。但起病较急，发热、头痛、全身酸痛、倦怠等全身症状较突出，常在急性流感症状尚未消退时即出现咳嗽、少痰或白色黏液痰、咽痛等呼吸道症状。小儿或老年人易发生重症肺炎，表现为呼吸困难、发绀、嗜睡、精神萎靡，甚至发生休克、心力衰竭和呼吸衰竭或急性呼吸窘迫综合征（ARDS）等并发症。本病常无显著的胸部体征，病情严重者有呼吸浅速、心率增快、发绀、肺部干湿啰音等。

（四）实验室和其他检查

白细胞计数正常、稍高或偏低，血沉通常在正常范围，痰涂片所见的白细胞以单核细胞居多，痰培养常无致病细菌生长。

病毒培养较困难，不易常规开展。肺炎患者的痰涂片仅发现散在细菌及大量有核细胞，或找不到致病菌，应怀疑病毒性肺炎的可能。用血清检测病毒的特异性 IgM 抗体，有助于早期诊断。急性期和恢复期的双份血清抗体滴度升高 4 倍或以上有确诊意义。PCR 检测病毒核酸对新发变异病毒或少见病毒有确诊价值。

胸部 X 线检查可见肺纹理增多，磨玻璃状阴影，小片状浸润或广泛浸润、实变，病情严重者显示双肺弥漫性结节性浸润，但大叶实变及胸腔积液者均不多见。病毒性肺炎的致病原不同，其 X 线征象亦有不同的特征。病毒性肺炎胸部 CT 表现多样，常见小叶分布的毛玻璃影、小结节病灶，也可表现为网织索条影，支气管、血管束增粗，叶段实变影，可伴有纵隔淋巴结肿大，单侧或双侧少量胸腔积液。病毒性肺炎吸收慢，病程长。

（五）诊断

诊断依据为临床症状及 X 线或 CT 影像改变，并排除由其他病原体引起的肺炎。确诊则有赖于病原学检查，包括病毒分离、血清学检查及病毒抗原的检测。呼吸道分泌物中细胞核内的包涵体可提示病毒感染，但并非一定来自肺部，需进一步收集下呼吸道分泌物或肺活检标本做培养分离病毒。血清学检查常用的方法是检测特异性 IgG 抗体，如补体结合试验、血凝抑制试验、中和试验等，作为回顾性诊断。

（六）治疗

以对症治疗为主，必要时进行氧疗。注意隔离消毒，预防交叉感染。目前已经证实较为有效的病毒抑制药物如下。

1. 利巴韦林

利伟巴林具有广谱抗病毒活性，包括呼吸道合胞病毒、腺病毒、副流感病毒和流感病毒。每日 0.8 ～ 1.0 g，分 3 ～ 4 次服用；静脉滴注或肌注，每日 10 ～ 15 mg/kg，分 2 次滴注或肌注。亦可用雾化吸入，每次 10 ～ 30 mg，加蒸馏水 30 mL，每日 2 次，连续 5 ～ 7 日。

2. 阿昔洛韦

阿昔洛韦具有广谱、强效和起效快的特点，用于疱疹病毒、水痘病毒感染，免疫缺陷或应用免疫抑制者应尽早应用。每次 5 mg/kg，静脉滴注，一日 3 次，连续给药 7 日。

3. 更昔洛韦

更昔洛韦可抑制 DNA 合成，用于巨细胞病毒感染，每日 7.5 ～ 15 mg/kg，连用 10 ～ 15 日。

4. 奥司他韦

奥司他韦为神经氨酸酶抑制剂，对甲、乙型流感病毒均有很好的作用，耐药发生率低，每日 150 mg/d，分 2 次服用，连用 5 日。

5. 阿糖腺苷

阿糖腺苷具有广泛的抗病毒作用，多用于治疗免疫缺陷患者的疱疹病毒与水痘病毒感染，每日 5 ～ 15 mg/kg，静脉滴注，每 10 ～ 14 日为 1 个疗程。

6. 金刚烷胺

金刚烷胺有阻止某些病毒进入人体细胞及退热作用，用于流感病毒等感染。成人每次 100 mg，早晚各 1 次，连用 3 ～ 5 日。

原则上不宜应用抗生素预防继发性细菌感染，一旦明确已合并细菌感染，应及时选用敏感的抗生素。

糖皮质激素对病毒性肺炎的疗效仍有争论，如对传染性非典型肺炎国内报道有效，而最近欧洲和亚洲对 H1N1 肺炎的观察证明无效，还导致病死率升高、机械通气和住院时间延长、二重感染发生率升高。因此，不同的病毒性肺炎对激素的反应可能存在差异，应酌情使用。

（李雪）

第五章 肺癌

肺癌又称原发性支气管癌，世界卫生组织（WHO）将其定义为起源于呼吸上皮细胞（支气管、细支气管和肺泡）的恶性肿瘤，是最常见的肺部原发性恶性肿瘤。根据组织病变，肺癌可分为小细胞癌和非小细胞癌。发病高峰在 55 ～ 65 岁，男性多于女性，男女比约为 2.1:1。临床症状多隐匿，以咳嗽、咳痰、咯血和消瘦等为主要表现，X 线影像学检查主要表现为肺部结节、肿块影等。由于约 75% 的患者就诊时已是肺癌晚期，故其 5 年生存率低于 20%。因此，要提高患者的生存率就必须重视早期诊断和规范化治疗。

一、流行病学

肺癌是全球癌症相关死亡最主要的原因。根据 WHO 公布的数据，2012 年全球新发肺癌人数为 182.5 万，占所有癌症（不包括非黑色素瘤皮肤癌）发患者数的 13.0%，肺癌死亡人数为 159.0 万，占所有癌症死亡人数的 19.4%。过去 20 年间，西方国家男性肺癌发病率和死亡率有所下降，而发展中国家则持续上升；女性肺癌死亡率在世界大部分地区仍在上升。根据国家癌症中心赫捷院士团队在 *CA: A Cancer Journal for Clinicians* 杂志上发表的《2015 年中国癌症发病与死亡统计》显示：“2015 年，我国新发肺癌人数 73.3 万，其中男性 50.9 万，女性 22.4 万；肺癌死亡人数 61.0 万，其中男性 43.2 万，女性 17.8 万。男性发病率在所有癌症中列首位，女性发病率仅次于乳腺癌列第二位，死亡率则均列首位，与以往数据相比发病率和死亡率均呈上升趋势。”

二、病因和发病机制

肺癌的病因和发病机制迄今尚未明确，但有证据显示与下列因素有关。

（一）吸烟

吸烟是引起肺癌最常见的原因，约 85% 的肺癌患者有吸烟史，包括吸烟者和已戒烟者（定义为诊断前戒烟至少 12 个月）。吸烟 20 ～ 30 包 / 年（定义为每天 1 包，吸烟史 20 ～ 30 年）者罹患肺癌的危险性明显升高。与从不吸烟者相比，吸烟者发生肺癌的危险性平均高 10 倍，重度吸烟者可达 10 ～ 25 倍。已戒烟者罹患肺癌的危险性比持续吸烟者低，但与从未吸烟者相比仍有 9 倍升高的危险，随着戒烟时间的延长，发生肺癌的危险性逐步降低。吸烟与肺癌之间存在着明确的关系，开始吸烟的年龄越小，吸烟时间越长，吸烟量越大，肺癌的发病率和死亡率越高。

环境烟草烟雾（ETS）或称二手烟或被动吸烟也是肺癌的病因之一。来自 ETS 的危险低于主动吸烟，非吸烟者与吸烟者结婚共同生活多年后其患肺癌风险增加 20%～30%，且其罹患肺癌的危险性随配偶吸烟量的增多而升高。烟草已列为 A 级致癌物，吸烟与所有病理类型肺癌的危险性相关。

由于仅约 11%的重度吸烟者罹患肺癌，基因敏感性可能在其中起一定的作用。

（二）职业致癌因子

某些职业的工作环境中存在许多致癌物质。已被确认的致癌物质包括石棉、砷、双氯甲基乙醚、铬、芥子气、镍、多环芳香烃类，以及铀、镭等放射性物质衰变时产生的氡和氡气，电离辐射和微波辐射等。这些因素可使肺癌发生危险性增加 3 ～ 30 倍。吸烟可明显增加这些危险因素。由于肺癌的形成是一个漫长的过程，其潜伏期可达 20 年或更久，故不少患者在停止接触致癌物质很长时间后才发生肺癌。

（三）空气污染

1. 室外大环境污染

城市中的工业废气、汽车尾气等都有致癌物质，如苯并芘、氧化亚砷、放射性物质、镍、铬化合物、二氧化硫、一氧化氮以及不燃的脂肪族碳氢化合物等。有资料显示，城市肺癌发病率明显高于农村。

2. 室内小环境污染

室内被动吸烟，燃料燃烧和烹调过程中均可产生致癌物。室内接触煤烟或其不完全燃烧物为肺癌的危险因素，特别是对女性腺癌的影响较大。烹调时加热所释放出的油烟雾也是不可忽视的致癌因素。

（四）电离辐射

电离辐射可以是职业性或非职业性的，有来自体外或因吸入放射性粉尘和气体引起的体内照射。不同射线产生的效应也不同，如在日本广岛原子弹释放的是中子和 α 射线，长崎则仅有 α 射线，前者患肺癌的危险性高于后者。据美国 1978 年报道，一般人群中电离辐射 49.6%来源于自然界，44.6%为医疗照射，其中来自 X 线诊断的占 36.7%。

（五）饮食与体力活动

有研究显示，成年期水果和蔬菜的摄入量低，肺癌发生的危险性升高。血清中 β - 胡萝卜素水平低的人，肺癌发生的危险性高。也有研究显示，中、高强度的体力活动可使发生肺癌的风险下降 13%～30%。

（六）遗传和基因改变

遗传因素与肺癌的相关性受到重视。例如，有早期肺癌（60 岁前）家族史的亲属罹患肺癌的危险性升高 2 倍；同样的香烟暴露水平，女性发生肺癌的危险性高于男性。肺癌可能是外因通过内因而发病的，外因可诱发细胞的恶性转化和不可逆的基因改变，包括原癌基因的活化、抑癌基因的失活、自反馈分泌环的活化和细胞凋亡的抑制。肺癌的发生是一个多阶段逐步演变的过程，涉及一系列基因改变，多种基因变化的积累才会引起细胞生长和分化的控制机制紊乱，使细胞生长失控而发生癌变。与肺癌发生关系较为密切的癌基因主要有 HER 家族、RAS 基因家族、MYC 基因家族、ALK 融合基因、SOX 基因以及 MDM2 基因等。相关的抑癌基因包括 p53、Rb、p16、nm23、PTEN 基因等。与肺癌发生、发展相关的分子发病机制还包括生长因子信号转导通路激活、肿瘤血管生成、细胞凋亡障碍和免疫逃避等。

（七）其他因素

美国癌症学会将结核列为肺癌的发病因素之一，结核患者罹患肺癌的危险性是正常人群的 10 倍，主要组织学类型为腺癌。某些慢性肺部疾病，如慢性阻塞性肺疾病、结节病、特发性肺纤维化、硬皮病、真菌毒素（黄曲霉）等，与肺癌的发生可能也有一定关系。

三、分类

（一）按解剖学部位分类

1. 中央型肺癌

中央型肺癌发生在段及以上支气管的肺癌，以鳞状上皮细胞癌和小细胞肺癌较多见。

2. 周围型肺癌

周围型肺癌发生在段支气管以下的肺癌，以腺癌较多见。

（二）按组织病理学分类

肺癌按组织病理学分为非小细胞肺癌（NSCLC）和小细胞肺癌（SCLC）两大类，其中，非小细胞肺癌最为常见，约占肺癌总发病率的 85%。

1. 非小细胞肺癌

（1）鳞状上皮细胞癌（简称鳞癌）：目前分为角化型、非角化型和基底细胞样型鳞状上皮细胞癌。角化型的鳞癌来源于支气管上皮的鳞状上皮细胞化生，常有细胞角化和 / （或）细胞间桥；非角化型鳞癌因缺乏细胞角化和（或）细胞间桥，常需免疫组化证实存在鳞状分化；基底细胞样型鳞癌，其基底细胞样癌细胞成分至少＞ 50%。免疫组化染色癌细胞 CK5/6、p40 和 p63 阳性。

鳞癌多起源于段或亚段的支气管黏膜，并有向管腔内生长的倾向，早期常引起支气管狭窄，导致肺不张或阻塞性肺炎。癌组织易变性、坏死，形成空洞或癌性肺脓肿。常见于老年男性。一般生长较慢，转移晚，手术切除机会较多，5 年生存率较高，但对化疗和放疗敏感性不如小细胞肺癌。

（2）腺癌：①原位腺癌（AIS），直径≤ 3 cm；②微浸润性腺癌（MIA），直径≤ 3 cm，浸润间质最大直径≤ 5 mm，无脉管和胸膜侵犯；③浸润性腺癌，包括贴壁样生长为主型（浸润间质最大直径＞ 5 mm）、腺泡为主型、乳头状为主型、微乳头为主型和实性癌伴黏液形成型；④浸润性腺癌变异型：包括黏液型、胶样型、胎儿型和肠型腺癌。腺癌可分为黏液型、非黏液型或黏液 / 非黏液混合型。免疫组化染色癌细胞表达 CK7、甲状腺转录因子（TTF-I）和 Napsin A。

腺癌是肺癌最常见的类型，女性多见，主要起源于支气管黏液腺，可发生于细小支气管或中央气道，临床多表现为周围型。腺癌可在气管外生长，也可沿肺泡壁蔓延，常在肺边缘部形成直径 2 ～ 4 cm 的结节或肿块。由于腺癌富含血管，局部浸润和血行转移较早，易累及胸膜引起胸腔积液。

（3）大细胞癌：大细胞癌是一种未分化的非小细胞癌，较为少见，占肺癌的 10% 以下，其在细胞学和组织结构及免疫表型等方面缺乏小细胞癌、腺癌或鳞癌的特征。诊断大细胞癌只用手术切除的标本，不适用小活检和细胞学标本。免疫组化及黏液染色鳞状上皮样及腺样分化标志物呈阴性。大细胞癌的转移较晚，手术切除机会较大。

（4）其他：腺鳞癌、肉瘤样癌、淋巴上皮瘤样癌、NUT 癌、唾液腺型癌（如腺样囊性癌、黏液表皮样癌）等。

2. 小细胞肺癌

SCLC 是一种低分化的神经内分泌肿瘤，包括小细胞癌和复合性小细胞癌。小细胞癌细胞小，呈圆形或卵圆形，胞质少，细胞边缘不清。细胞核呈细颗粒状或深染，核仁缺乏或不明显，核分裂常见。小细胞肺癌细胞质内含有神经内分泌颗粒，具有内分泌和化学受体功能，能分泌 5- 羟色胺、儿茶酚胺、组胺、激肽等物质，可引起类癌综合征。癌细胞常表达神经内分泌标志物，如 CD56、神经细胞黏附分子、突触素和嗜铬粒蛋白等。Ki-67 免疫组化对区分 SCLC 和类癌有很大帮助，SCLC 的 Ki-67 增殖指数通常为 50%～ 100%。

SCLC 以增殖快速和早期广泛转移为特征，初次确诊时 60%～88%的患者已有脑、肝、骨或肾上腺等转移，只有约 33% 的患者局限于胸内。SCLC 多为中央型，典型表现为肺门肿块和肿大的纵隔淋巴结引起的咳嗽和呼吸困难。SCLC 对化疗和放疗较敏感。

在所有上皮细胞来源的肺癌中，鳞癌、腺癌、大细胞癌和小细胞癌是主要类型的肺癌，约占所有肺癌的 90%。

四、临床表现

临床表现与肿瘤大小、类型、发展阶段、所在部位、有无并发症或转移等有密切关系。5%～15%的患者无症状，仅在常规体检、胸部影像学检查时发现。其余患者或多或少地表现与肺癌有关的症状和体征。

（一）原发肿瘤引起的症状和体征

1. 咳嗽

咳嗽为早期症状，常为无痰或少痰的刺激性干咳，当肿瘤引起支气管狭窄后可加重咳嗽。多为持续性，呈高调金属音性咳嗽或刺激性呛咳。黏液型腺癌可有大量黏液痰。伴有继发感染时，痰量增加，且呈黏液脓性。

2. 痰血或咯血

痰血或咯血多见于中央型肺癌。肿瘤向管腔内生长者可有间歇或持续性痰中带血，如果表面糜烂严重侵蚀大血管，则可引起大咯血。

3. 气短或喘鸣

肿瘤向气管、支气管内生长引起部分气道阻塞，或转移到肺门淋巴结致使肿大的淋巴结压迫主支气管或隆突，或转移引起大量胸腔积液、心包积液、膈肌麻痹、上腔静脉阻塞，或广泛肺部侵犯时，可有呼吸困难、气短、喘息等症状，偶尔表现为喘鸣，听诊时可发现局限或单侧哮鸣音。

4. 胸痛

可有胸部隐痛，与肿瘤的转移或直接侵犯胸壁有关。

5. 发热

肿瘤组织坏死可引起发热。多数发热的原因是由肿瘤引起的阻塞性肺炎所致，抗生素治疗效果不佳。

6. 消瘦

消瘦为恶性肿瘤常见表现，晚期由于肿瘤毒素以及感染、疼痛所致食欲减退，可表现为消瘦或恶病质。

（二）肿瘤局部扩展引起的症状和体征

1. 胸痛

肿瘤侵犯胸膜或胸壁时，产生不规则的钝痛或隐痛，或剧痛，在呼吸、咳嗽时加重。肋骨、脊柱受侵犯时可有压痛点。肿瘤压迫肋间神经，胸痛可累及其分布区域。

2. 声音嘶哑

肿瘤直接或转移至纵隔淋巴结后压迫喉返神经（多见左侧）使声带麻痹，导致声音嘶哑。

3. 吞咽困难

肿瘤侵犯或压迫食管，可引起吞咽困难，还可引起气管 - 食管瘘，导致纵隔或肺部感染。

4. 胸腔积液

肿瘤转移累及胸膜或肺淋巴回流受阻，可引起胸腔积液。

5. 心包积液

肿瘤可通过直接蔓延侵犯心包，亦可阻塞心脏的淋巴引流导致心包积液。迅速产生或者大量的心包积液可有心脏压塞症状。

6. 上腔静脉阻塞综合征

肿瘤直接侵犯纵隔，或转移的肿大淋巴结压迫上腔静脉，或腔静脉内癌栓阻塞，均可引起静脉回流受阻。表现为上肢、颈面部水肿和胸壁静脉曲张。严重者皮肤呈暗紫色，眼结膜充血，视物模糊，头晕、头痛。

7.Horner 综合征

肺上沟瘤是肺尖部肺癌，可压迫颈交感神经，引起病侧上睑下垂、瞳孔缩小、眼球内陷，同侧额部与胸壁少汗或无汗，称为 Homer 综合征。

（三）肿瘤远处转移引起的症状和体征

病理解剖发现，鳞癌患者 50% 以上有胸外转移，腺癌和大细胞癌患者为 80%，小细胞癌患者则为 95% 以上。约 1/3 有症状的患者是由胸腔外转移引起的。肺癌可转移至任何器官系统，累及部位出现相应的症状和体征。

1. 中枢神经系统转移

脑转移可引起头痛、恶心、呕吐等颅内压升高的症状，也可表现为眩晕、共济失调、复视、性格改变、癫痫发作，或一侧肢体无力甚至偏瘫等症状。脊髓束受压迫，出现背痛、下肢无力、感觉异常，膀胱或肠道功能失控等症状。

2. 骨骼转移

表现为局部疼痛和压痛，也可出现病理性骨折。常见部位为肋骨、脊椎、骨盆和四肢长骨。多为溶骨性病变。

3. 腹部转移

可转移至肝脏、胰腺、胃肠道，表现为食欲减退、肝区疼痛或腹痛、黄疸、肝大、腹腔积液及胰腺炎等症状。肾上腺转移亦常见。

4. 淋巴结转移

锁骨上窝淋巴结是常见部位，多位于胸锁乳突肌附着处的后下方，可单个、多个，固定质硬，逐渐增大、增多，可以融合，多无疼痛及压痛。腹膜后淋巴结转移也较常见。

（四）肺癌的胸外表现

肺癌的胸外表现指肺癌非转移性的胸外表现，可出现在肺癌发现的前、后，称为副癌综合征。副癌综合征以 SCLC 多见，可以表现为先发症状或复发的首发征象。某些情况下其病理生理学是清楚的，如激素分泌异常，而大多数是不清楚的，如厌食、恶病质、体重减轻、发热和免疫抑制等。

1. 内分泌综合征

12%的肺癌患者出现内分泌综合征。内分泌综合征是指肿瘤细胞分泌一些具有生物活性的多肽和胺类物质，如促肾上腺皮质激素（ACTH）、甲状旁腺激素（PTH）、抗利尿激素（ADH）和促性腺激素（Gn）等，出现相应的临床表现。

（1）抗利尿激素分泌异常综合征（SIADH）：表现为低钠血症和低渗透压血症，出现厌食、恶心、呕吐等水中毒症状，还可伴有逐渐加重的嗜睡、易激动、定向障碍、癫痫样发作或昏迷等神经系统症状。低钠血症还可以由血清心钠肽（ANP）分泌增多引起。大多数患者的症状可在初始化疗后 1 ～ 4 周内缓解。

（2）异位 ACTH 综合征：表现为库欣综合征，如色素沉着、水肿、肌萎缩、低钾血症、代谢性碱中毒、高血糖或高血压等，但表现多不典型，向心性肥胖和紫纹罕见。由 SCLC 或类癌引起。

（3）高钙血症：轻症者表现为口渴和多尿；重症者表现为恶心、呕吐、腹痛、便秘，甚或嗜睡、昏迷，是恶性肿瘤最常见的威胁生命的代谢并发症。切除肿瘤后血钙水平可恢复正常。常见于鳞癌患者。

（4）其他：异位分泌促性腺激素主要表现为男性轻度乳房发育，常伴有肥大性肺性骨关节病，多见于大细胞癌。因 5- 羟色胺等分泌过多引起的类癌综合征，表现为喘息、皮肤潮红、水样腹泻、阵发性心动过速等，多见于 SCLC 和腺癌患者。

2. 骨骼 - 结缔组织综合征

（1）原发性肥大性骨关节病：30%的患者有杵状指（趾），多为 NSCLC。受累骨骼可发生骨膜炎，表现为疼痛、压痛、肿胀等，多在上、下肢长骨远端。X 线显示骨膜增厚、新骨形成，γ - 骨显像病变部位有核素浓聚。

（2）神经 - 肌病综合征：原因不明，可能与自身免疫反应或肿瘤产生的体液物质有关。

（3）肌无力样综合征：类似肌无力的症状，即随意肌力减退。早期骨盆带肌群及下肢近端肌群无力，反复活动后肌力可得到暂时性改善。体检腱反射减弱。有些患者化疗后症状可以改善。70%以上病例对新斯的明试验反应欠佳，低频反复刺激显示动作电位波幅递减，高频刺激则引起波幅暂时性升高，可与重症肌无力相鉴别。多见于 SCLC 患者。

（4）其他：多发性周围神经炎、亚急性小脑变性、皮质变性和多发性肌炎可由各型肺癌引起；而副癌脑脊髓炎、感觉神经病变、小脑变性、边缘叶脑炎和脑干脑炎由小细胞肺癌引起，常伴有各种抗神经元抗体的出现，如抗 Hu 抗体、抗 CRMP5 和 ANNA-3 抗体。

3. 血液学异常及其他

1%～8%的患者有凝血、血栓或其他血液学异常，包括游走性血栓性静脉炎、伴心房血栓的非细菌性血栓性心内膜炎、弥散性血管内凝血伴出血、贫血，粒细胞增多和红白血病。肺癌伴发血栓性疾病的预后较差。其他还有皮肌炎、黑棘皮症，发生率约为 1%；肾病综合征和肾小球肾炎发生率≤ 1%。

五、影像学和其他检查

（一）影像学检查

1.X 线胸片

X 线胸片虽是发现肺癌最常用的方法之一，但其分辨率低，不易检出肺部微小结节和隐蔽部位的病灶，对早期肺癌的检出有一定的局限性。常见肺癌 X 线胸片特征表现如下。

（1）中央型肺癌：肿瘤生长在主支气管、叶或段支气管。①直接征象：向管腔内生长可引起支气管阻塞征象。多为一侧肺门类圆形阴影，边缘毛糙，可有分叶或切迹，与肺不张或阻塞性肺炎并存时，下缘可表现为倒 S 状影像，是右上叶中央型肺癌的典型征象。②间接征象：由于肿瘤在支气管内生长，可使支气管部分或完全阻塞，形成局限性肺气肿、肺不张、阻塞性肺炎和继发性肺脓肿等征象。

（2）周围型肺癌：肿瘤发生在段以下支气管。早期多呈局限性小斑片状阴影，边缘不清，密度较淡，也可呈结节、球状、网状阴影或磨玻璃影，易误诊为炎症或结核。随着肿瘤增大，阴影逐渐增大，密度升高，呈圆形或类圆形，边缘常呈分叶状，伴有脐凹征或细毛刺，常有胸膜牵拉。如肿瘤向肺门淋巴结转移，可见引流淋巴管增粗成条索状阴影伴肺门淋巴结肿大。癌组织坏死与支气管相通后，表现为厚壁，偏心，内缘凹凸不平的癌性空洞。继发感染时，空洞内可出现液平。腺癌经支气管播散后，可表现为类似支气管肺炎的斑片状浸润阴影。侵犯胸膜时可引起胸腔积液。侵犯肋骨时则可引起骨质破坏。

2. 胸部电子计算机断层扫描

CT 具有更高的分辨率，可发现肺微小病变和普通 X 线胸片难以显示的部位（如位于心脏后、脊柱旁、肺尖、肋膈角及肋骨头等）。增强 CT 能检出肺门及纵隔淋巴结肿大，有助于肺癌的临床分期。螺旋式 CT 可显示直径＜ 5 mm 的小结节、中央气道内和第 6 ～ 7 级支气管及小血管，明确病灶与周围气道和血管的关系。低剂量CT可以有效发现早期肺癌，CT 已经取代 X 线胸片成为较敏感的肺结节评估工具。CT 引导下经皮肺病灶穿刺活检是重要的组织学诊断技术。应用 CT 模拟成像功能，可以引导支气管镜在气道内或经支气管壁进行病灶的活检。

3. 磁共振成像（MRI）

与 CT 相比，在明确肿瘤与大血管之间的关系、发现脑实质或脑膜转移上有优越性，而在发现肺部小病灶（＜ 5 mm）方面则不如 CT 敏感。

4. 核素闪烁显像

（1）骨 γ 闪烁显像：可以了解有无骨转移，其敏感性、特异性和准确性分别为 91%、88%和 89%。若采用核素标记生长抑素类似物显像则更有助于 SCLC 的分期诊断。核素标记的抗 CEA 抗体静脉注射后的显像，可提高胸腔内淋巴结转移的检出率。

（2）正电子发射断层成像（PET）和 PET-CT：PET 通过跟踪正电子核素标记的化合物在体内的转移与转变，显示代谢物质在体内的生理变化，能无创地显示人体内部组织与器官的功能，并可定量分析。PET-CT 是将 PET 和 CT 整合在一起，患者在检查时经过快速的全身扫描，可以同时获得 CT 解剖图像和 PET 功能代谢图像，还可以同时获得生物代谢信息和精准的解剖定位，能发现早期肺癌和其他部位的转移灶，以及肿瘤分期与疗效评价均优于任何现有的其他影像学检查。需要注意的是，PET-CT 阳性的患者仍然需要细胞学或病理学检查进行最终确诊。

（二）获得病理学诊断的检查

1. 痰脱落细胞学检查

痰脱落细胞学检查是重要诊断方法之一。要提高痰检阳性率，必须获得气道深部的痰液，及时送检，至少送检 3 次。敏感性＜ 70%，但特异性高。

2. 胸腔积液细胞学检查

有胸腔积液的患者，可抽液找癌细胞，检出率为40%～90%。多次送检可提高阳性率。

3. 呼吸内镜检查

（1）支气管镜：诊断肺癌的主要方法之一。对于中央型肺癌，直视下组织活检加细胞刷刷检的诊断阳性率可达90%。对于周围型肺癌，可进行经支气管镜肺活检（TBLB），直径＞4 cm病变的诊断率可达50%～80%；也可在X线的引导下或导航技术（如磁导航、虚拟导航或支气管路径规划与导航系统等）引导下活检，阳性率更高。自荧光支气管镜可分辨出支气管黏膜的原位癌和癌前病变，提高早期诊断的阳性率。经支气管镜腔内超声（EBUS）引导下针吸活检术有助于明确大气道管壁浸润病变、气道外占位性病变和纵隔淋巴结的性质，同时有助于肺癌的TNM分期；外周病变可用小超声探头引导下肺活检。

（2）胸腔镜：用于经支气管镜等方法无法取得病理标本的胸膜下病变，可观察胸膜有无转移病变。

4. 针吸活检

（1）经胸壁穿刺肺活检：在X线透视、胸部CT或超声引导下可进行病灶针吸或切割活检。创伤小、操作简便，可迅速获得结果，适用于紧贴胸壁或离胸壁较近的肺内病灶。

（2）浅表淋巴结活检：锁骨上或腋窝肿大的浅表淋巴结可做针吸活检，也可进行淋巴结活检术或切除术。操作简便，可在门诊进行。

（3）闭式胸膜针刺活检：对于胸膜结节或有胸腔积液的患者，进行闭式胸膜针刺活检也可得到病理诊断。

5. 开胸肺活检

若经上述多项检查仍未能明确诊断，可考虑进行开胸肺活检。必须根据患者的年龄、肺功能等仔细权衡利弊后决定。

（三）肿瘤标志物检测

迄今尚无诊断敏感性和特异性高的肿瘤标志物。癌胚抗原（CEA）、神经元特异性烯醇化酶（NSE）、细胞角蛋白19片段（CYFRA21-1）和胃泌素释放肽前体（ProCRP）检测或联合检测时，对肺癌的诊断和病情的监测有一定参考价值。

（四）肺癌的基因诊断及其他

肺癌的发生认为是由于原癌基因的激活和抑癌基因的缺失所致，因此，癌基因产物，如c-myc基因扩增、ras基因突变、抑癌基因Rb、p53异常等有助于诊断早期肺癌。同时，基因检测可识别靶向药物最佳用药人群。目前，主要检测NSCLC患者EGFR基因突变、间变性淋巴瘤激酶（ALK）融合基因和ROSI融合基因重排等。还可检测耐药基因，如EGFR耐药突变的T790M、C797S等。当难以获取肿瘤组织标本时，可采用外周血游离肿瘤DNA（cell-free tumor DNA，ctDNA）作为补充标本评估基因突变状态，即所谓的“液体活检”。抗程序性细胞死亡蛋白配体-1（PD-L1）免疫组化检测可筛选对免疫检查点抑制剂可能获益的NSCLC患者。

六、诊断和鉴别诊断

（一）诊断

肺癌诊断可按下列步骤进行。

1.CT确定部位

因有临床症状或放射学征象而怀疑肺癌的患者先进行胸部和腹部CT检查，发现肿瘤的原发部位、纵隔淋巴结侵犯和其他解剖部位的播散情况。

2. 组织病理学诊断

怀疑肺癌的患者必须获得组织学标本诊断。肿瘤组织多可通过微创技术获取，如支气管镜、胸腔镜等。但不推荐痰细胞学确诊肺癌。浅表可扪及的淋巴结或皮肤转移也应进行活检，如怀疑远处转移病变，也应获得组织标本，如软组织肿块、溶骨性病变、骨髓、胸膜或肝病灶。胸腔积液则应获得足量的细胞团或胸腔镜检查。目前，建议对高度怀疑为I期和II期的肺癌可直接手术切除。

3. 分子病理学诊断

有条件者应在病理学确诊的同时检测肿瘤组织的EGFR基因突变、ALK融合基因和ROSI融合基因等，NSCLC也可考虑检测PD-L1的表达水平，以利于制定个体化的治疗方案。

（二）鉴别诊断

肺癌常与某些肺部疾病共存，或其影像学的表现与某些疾病相类似，故常易误诊或漏诊，临床应与下列疾病相鉴别。

1. 肺结核

（1）肺结核球：见于年轻患者，多无症状。病灶多位于肺上叶尖后段和下叶背段，边界清楚，密度高，可有包膜，有时含钙化点，周围有纤维结节状病灶，多年不变。

（2）肺门淋巴结结核：易与中央型肺癌相混淆，多见于儿童、青年，有发热、盗汗等结核中毒症状。结核菌素试验常呈阳性，抗结核治疗有效。

（3）急性粟粒型肺结核：患者年龄较轻，有发热、盗汗等全身中毒症状。X线影像表现为细小、分布均匀、密度较淡的粟粒样结节病灶。腺癌两肺多有大小不等的结节状播散病灶，边界清楚，密度较高，进行性发展和增大。

2. 肺炎

有发热、咳嗽、咳痰等症状，抗生素治疗有效。若无中毒症状，抗生素治疗后肺部阴影吸收缓慢，或同一部位反复发生肺炎时，应考虑肺癌可能。肺部慢性炎症机化，形成团块状的炎性假瘤，也易与肺癌相混淆。但炎性假瘤往往形态不整，边缘不齐，核心密度较高，易伴有胸膜增厚，病灶长期无明显变化。

3. 肺脓肿

起病急，中毒症状严重，有寒战、高热、咳嗽、咳大量脓臭痰等症状。影像学可见均匀的大片状阴影，空洞内常见液平。有癌性空洞的患者一般不发热，继发感染时，可有肺脓肿的临床表现，影像学癌性空洞偏心、壁厚、内壁凹凸不平。支气管镜和痰脱落细胞学检查有助于鉴别。

4. 结核性胸膜炎

应与癌性胸腔积液相鉴别。

5. 肺隐球菌病

可肺内单发或多发结节和肿块，大多位于胸膜下，单发病变易与周围型肺癌相混淆。肺活检和血清隐球菌荚膜多糖抗原检测有助于鉴别。

6. 其他

肺良性肿瘤、淋巴瘤等，需通过组织病理学鉴别。

七、肺癌临床分期

对于SCLC可分为局限期和广泛期。局限期指病灶局限于同侧半胸，能安全地被单个放射野包围；广泛期指病灶超过同侧半胸，包括恶性胸腔积液或心包积液以及血行转移等。

（一）肺癌的TNM分期

1. 原发肿瘤（T）

（1）T_x：未发现原发肿瘤，或通过痰细胞学或支气管灌洗发现癌细胞，但影像学及支气管镜无法发现。

（2）T_0：无原发肿瘤的证据。

（3）T_{is}：原位癌。

（4）T_1：肿瘤最大径≤ 3 cm，周围包绕肺组织及脏层胸膜，支气管镜见肿瘤侵及叶支气管，未侵及主支气管。

（5）T_{1a}：肿瘤最大径≤ 1 cm。

（6）T_{1b}：肿瘤最大径为 1 ～ 2 cm。

（7）T_{1c}：肿瘤最大径＞ 2 ～ 3 cm。

（8）T_2：肿瘤最大径＞ 3 且≤ 5 cm；侵犯主支气管（不常见的表浅扩散型肿瘤，不论体积大小，侵犯限于支气管壁时，虽可能侵犯主支气管，但仍为 T_1），但未侵及隆突；侵及脏层胸膜；有阻塞性肺炎或者部分或全肺不张。符合以上任何一个条件即归为 T_2。

（9）T_{2a}：肿瘤最大径＞ 3 且≤ 4 cm。

（10）T_{2b}：肿瘤最大径＞ 4 且≤ 5 cm。

（11）T_3：肿瘤最大径＞ 5 且≤ 7 cm；直接侵及以下任何一个器官：胸壁（包含肺上沟瘤）、膈神经、心包；导致全肺肺不张、肺炎；同一肺叶出现孤立性癌结节。符合以上任何一个条件即归为 T_3。

（12）T_4：肿瘤最大径＞ 7 cm；无论大小，侵及以下任何一个器官：纵隔、心脏、大血管、隆突、喉返神经、主气管、食管、椎体、膈肌；同侧不同肺叶内出现孤立癌结节。

2. 区域淋巴结（N）

（1）N_x：区域淋巴结无法评估。

（2）N_0：无区域淋巴结转移。

（3）N_1：同侧支气管周围及（或）同侧肺门淋巴结及肺内淋巴结转移，包括原发肿瘤直接侵及的肺内淋巴结。

（4）N_2：同侧纵隔内及（或）隆突下淋巴结转移。

（5）N_3：对侧纵隔、对侧肺门、同侧或对侧前斜角肌及锁骨上淋巴结转移。

3. 远处转移（M）

（1）M_x：远处转移无法评估。

（2）M_0：无远处转移。

（3）M_1：远处转移。

（4）M_{1a}：局限于胸腔内，包括胸膜播散（恶性胸腔积液、心包积液或胸膜结节）及对侧肺叶出现癌结节。

（5）M_{1b}：远处器官单发转移灶。

（6）M_{1c}：多个或单个器官多处转移。

八、治疗

肺癌的治疗应当根据患者的机体状况、病理学类型（包括分子病理诊断）、侵及范围（临床分期），采取多学科综合治疗模式，强调个体化治疗。有计划、合理地应用手术、化疗、生物靶向和放疗等手段，以期达到根治或最大限度地控制肿瘤，提高治愈率，改善患者的生活质量，延长生存期的目的。

（一）手术治疗

手术治疗是早期肺癌的最佳治疗方法，分为根治性手术与姑息性手术，应当力争根治性切除，以期达到切除肿瘤，减少肿瘤转移和复发的目的，并可进行 TNM 分期，指导术后综合治疗。

1.NSCLC

主要适于Ⅰ期及Ⅱ期的患者，根治性手术切除是首选的治疗手段，T_3N_1 和 $T_{1\sim3}N_2$ 的ⅢA 期和ⅢB 期的患者需通过多学科讨论采取综合治疗的方法，包括手术治疗联合术后化疗或序贯放化疗，或同步放化疗等。除Ⅰ期外，Ⅱ～Ⅲ期肺癌根治性手术后需术后辅助化疗。术前化疗（新辅助化疗）可使原先不能手术的患者降低 TNM 分期而可以手术。术后根据患者的最终病理 TNM 分期、切缘情况，选择再次手术、术后辅助化疗或放疗。对不能耐受肺叶切除的患者也可考虑进行楔形切除。

2.SCLC

90%以上的患者就诊时已有胸内或远处转移，一般不推荐手术治疗。如经病理学纵隔分期方法，如纵隔镜、纵隔切开术等检查阴性的 $T_{1\sim2}N_0$ 的患者，可考虑肺叶切除和淋巴结清扫。单纯手术无法根治 SCLC，因此，所有术后的 SCLC 患者均需采用含铂的西药化疗方案，化疗 4 ～ 6 个疗程。

（二）药物治疗

药物治疗主要包括化疗和靶向治疗，用于肺癌晚期或复发患者的治疗。化疗还可用于手术后患者的辅助化疗、术前新辅助化疗及联合放疗的综合治疗等。

化疗应当严格掌握适应证，充分考虑患者的疾病分期、体力状况、自身意愿、药物不良反应、生活质量等，避免治疗过度或治疗不足。如患者体力状况评分≤ 2 分，重要脏器功能可耐受者可给予化疗。常用的药物包括铂类（如顺铂、卡铂）、吉西他滨、培美曲塞、紫杉类（如紫杉醇、多西他赛）、长春瑞滨、依托泊苷和喜树碱类似物（伊立替康）等。目前一线化疗推荐含铂的两药联合方案，二线化疗推荐多西他赛或培美曲塞单药治疗。一般治疗 2 个周期后评估疗效，密切监测及防治不良反应，并酌情调整药物和 /（或）剂量。

靶向治疗是以肿瘤组织或细胞的驱动基因变异以及肿瘤相关信号通路的特异性分子为靶点，利用分子靶向药物特异性阻断该靶点的生物学功能，选择性地从分子水平逆转肿瘤细胞的恶性生物学行为，从而达到抑制肿瘤生长甚至使肿瘤消退的目的。目前，靶向治疗主要应用于非小细胞肺癌中的腺癌患者，如以 EGFR 突变阳性为靶点 EGFR- 酪氨酸激酶抑制剂（EGFR-TKI）的厄洛替尼、吉非替尼、阿法替尼、奥希替尼等，ALK 重排阳性为靶点的克唑替尼、艾乐替尼、色瑞替尼等和 ROS1 重排阳性为靶点的克唑替尼可用于一线治疗或化疗后的维持治疗，对不适合根治性治疗局部晚期和转移的 NSCLC 有显著的治疗作用，并可延长患者的生存期。靶向治疗成功的关键是选择特异性的标靶人群。此外，以肿瘤血管生成为靶点的贝伐珠单抗，联合化疗能明显提高晚期 NSCLC 的化疗效果并延长肿瘤中位进展时间。采用针对免疫检查点 PD-L1 的单克隆抗体可抑制 PD-1 与肿瘤细胞表面的 PD-L1 结合，产生一系列抗肿瘤的免疫作用，也有一定的治疗效果。

1.NSCLC

对于化疗的反应较差的晚期和复发 NSCLC 患者，采用联合化疗方案可缓解症状及提高生活质量和生存率，30%～40%的部分缓解率，近5%的完全缓解率，中位生存期为9～10个月，1 年生存率为 30%～ 40%。目前，一线化疗推荐含铂两药联合化疗，如卡铂、顺铂、紫杉醇、长春瑞滨、吉西他滨、培美曲塞和多西他赛等，治疗 4 ～ 6 个周期。对于化疗之后肿瘤缓解或疾病稳定而没有发生进展的患者，可给予维持治疗。一线治疗失败者，推荐多西他赛或培美曲赛单药二线化疗。

对于 EGFR 突变阳性的Ⅳ期 NSCLC 患者，一线给予 EGFR-TKI（如厄洛替尼、吉非替尼和阿法替尼等）治疗较一线含铂两药化疗，在治疗反应、无进展生存期（PFS）等方面更具优势，且毒性反应更低；也可用于化疗无效的二线或三线口服治疗，如发生耐药（一般在治疗后 9 ～ 13 个月）或疾病进展，如 T790M 突变，可使用二线 TKI 奥希替尼。对于 ALK 和 ROS1 重排阳性的患者可选择克唑替尼治疗。对于Ⅳ期非鳞状细胞癌的 NSCLC 患者，若患者无咯血及脑转移，可考虑在化疗基础上联合抗肿瘤血管药物，如贝伐珠单抗。PD-L1 表达阳性≥ 50%者，可使用 PD-1 药物，如派姆单抗、纳武单抗和阿特珠单抗等。

2.SCLC

一线化疗药物包括依托泊苷或伊立替康联合顺铂或卡铂，共 4 ～ 6 个周期。手术切除的患者推荐辅助化疗。对于局限期 SCLC（Ⅱ～Ⅲ期）推荐放、化疗为主的综合治疗。对于广泛期患者则采用以化疗为主的综合治疗，广泛期和脑转移患者，取决于患者是否有神经系统症状，可在全脑放疗之前或之后给予化疗。大多数局限期和几乎所有的广泛期

SCLC 都会复发。复发 SCLC 的患者根据复发类型选择二线化疗方案或再次使用一线化疗方案。

（三）放射治疗

放射治疗，简称放疗，可分为根治性放疗、姑息性放疗、辅助放疗和预防性放疗等。根治性放疗用于病灶局限、因解剖原因不便手术或其他原因不能手术者，若辅以化疗，可提高疗效；姑息性放疗的目的在于抑制肿瘤的发展，延迟肿瘤扩散和缓解症状，对肺癌引起的顽固性咳嗽、咯血、肺不张、上腔静脉阻塞综合征有肯定疗效，也可缓解骨转移性疼痛和脑转移引起的症状；辅助放疗适用于术前放疗、术后切缘阳性的患者；预防性放疗适用于全身治疗有效的小细胞肺癌患者的全脑放疗。

放疗通常联合化疗治疗肺癌，因分期、治疗目的和患者一般情况的不同，联合方案可选择同步放化疗、序贯放化疗。接受放化疗的患者，潜在毒副反应会增大，应当注意对肺、心脏、食管和脊髓的保护；治疗过程中应当尽可能避免毒副反应处理不当导致放疗的非计划性中断。

肺癌对放疗的敏感性，以 SCLC 为最高，其次为鳞癌和腺癌，故照射剂量以 SCLC 最小，腺癌最大。一般以 40 ～ 70 Gy 为宜，分 5 ～ 7 周照射，常用的放射线有 60Co-γ 线，电子束 β 线和中子加速器等。应注意减少和防止白细胞减少、放射性肺炎和放射性食管炎等放疗反应。对全身情况太差，有严重心、肺、肝、肾功能不全者应列为禁忌。放疗时可合理使用更安全、先进的技术，如三维适形放疗技术（3D-CRT）和调强放疗技术（IMRT）等。

1.NSCLC

放疗主要适用于：①局部晚期患者，需与化疗结合进行；②因身体原因不能手术的早期 NSCLC 患者的根治性治疗；③选择性患者的术前、术后辅助治疗；④局部的复发与转移治疗；⑤晚期不可治愈患者的姑息性治疗。

2.SCLC

放疗主要适用于：①局限期 SCLC 经全身化疗后部分患者可以达到完全缓解，但胸内复发和脑转移的风险很高，加用胸部放疗和预防性颅脑放射不仅可以显著降低局部复发率和脑转移，死亡风险也显著降低。②广泛期 SCLC 患者，远处转移病灶经过化疗控制后加用胸部放疗也可以提高肿瘤控制率，延长生存期。

（四）介入治疗

1. 支气管动脉灌注化疗

适用于失去手术指征，全身化疗无效的晚期患者。此方法毒副作用小，可缓解症状，减轻患者痛苦。

2. 经支气管镜介入治疗

（1）血卟啉染料激光治疗和 YAG 激光切除治疗：切除气道腔内肿瘤，解除气道阻塞和控制出血，可延长患者的生存期。

（2）经支气管镜进行腔内放疗：可缓解肿瘤引起的阻塞和咯血症状。

（3）超声引导下的介入治疗：可直接将抗癌药物等注入肿瘤组织内。

（五）中医药治疗

中医有许多单方、验方，与西药协同治疗肺癌，可减少患者化疗、放疗时的不良反应，促进机体抵抗力的恢复。

九、预防

避免接触与肺癌发病有关的因素，如吸烟和大气污染，加强职业接触中的劳动保护，可减少肺癌发病危险。由于目前尚无有效的肺癌化学预防措施，不吸烟和及早戒烟是预防肺癌的有效方法。

十、预后

肺癌的预后取决于早发现、早诊断、早治疗。早期诊断不足致使肺癌的预后差，大部分患者在确诊后 5 年内死亡；只有少数患者在确诊时病变局限，这些患者的 5 年生存率可达 50%。

（吴海燕）

第六章　心律失常

第一节　心律失常概述

心律失常是指心脏冲动的频率、节律、起源部位、传导速度或激动次序发生异常导致心脏搏动的频率和 /（或）节律异常。心律失常可单独发病，亦可与其他心血管疾病伴发。其预后与心律失常的病因、诱因、演变趋势、是否导致严重血流动力障碍有关，可突然发作而致猝死，亦可持续累及心脏而致其衰竭。临床诊断心律失常除病史和常规体格检查外，更需依靠各种无创和有创的检查，如心电图、长时间心电监测、食管心电生理检查、运动试验和心腔内电生理检查等。临床医生需根据患者临床表现与心律失常特征，明确病因诊断，并对心律失常进行综合分析与危险分层，从而选择合适的治疗策略和方法。

一、心律失常的发生机制

心律失常的发生机制包括冲动形成异常和冲动传导异常。冲动形成异常包括自律性异常和触发活动等；冲动传导异常包括折返激动、冲动传导障碍和传导途径异常等。

（一）冲动形成异常

1. 自律性异常

自律性是指可兴奋细胞在没有外来刺激时发生舒张期自动除极并形成电冲动的能力。自律性异常指具有自律性的心肌细胞，如窦房结、结间束、房室结细胞和希氏束 - 浦肯野纤维系统等因自主神经兴奋性改变或其内在病变导致不适当的冲动发放；或无自律性的心肌细胞，如心房和心室肌细胞，在病理状态下出现自律性异常。前者为正常节律点的自律性发生异常，而后者为异常节律点的形成。药物、心肌缺血、电解质紊乱、儿茶酚胺增多等均可导致自律性异常而形成各种快速型心律失常。自律性异常引起的心律失常可分为两类，一类是窦房结频率下降或冲动被阻滞时，异位冲动夺获心室，称为被动性异位心律（逸搏或逸搏心律）；另一类是异位自律点频率超过窦房结频率而主导心脏节律，称为主动性异位心律（期前收缩或自主性心动过速）。

2. 触发活动

触发活动是一种异常的细胞电活动。在动作电位复极过程中或复极刚刚完毕时出现的膜电位振荡，称为振荡性后电位或后除极，当这种振荡强度达到阈电位时可发生一次新的除极和兴奋反应，从而形成触发活动。根据后除极在动作电位中出现的时相，可分为早期后除极（EAD）和延迟后除极（DAD）。EAD 发生在心脏动作电位曲线的 2 相或 3 相，主要与内向钙电流有关，在动作电位的这一时期，任何引起细胞内正电荷增加的干预都可引起 EAD。EAD 具有长周期依赖性，心率减慢、期前收缩后代偿间歇等形成的较长心动周期之后容易发生。DAD 发生在动作电位曲线的 4 相，是膜电位复极完毕之后发生的电位振荡，多与细胞内钙超载、缺血再灌注、交感应激、钙释放通道（兰尼碱受体）功能障碍有关。DAD 有短周期依赖性，即心动周期越短，后除极振荡电位振幅越高，越容易达到阈电位而产生兴奋，并有利于下一个 DAD 振荡达到阈电位，循环往复，形成快速型心律失常。这种快速型心律失常，易被快速刺激诱发，不易被快速刺激抑制。

（二）冲动传导异常

冲动传导异常包括折返激动、冲动传导障碍和传导途径异常等。

1. 折返激动

冲动在传导过程中，途经解剖性或功能性分离的两条或两条以上径路时，在一定条件下，可循环往复，即形成折返激动。折返激动一旦形成，趋向于连续运行，形成环形运动性心动过速。折返是快速型心律失常最常见的发生机制。折返形成与维持的三个必备条件是折返环路、单向阻滞和缓慢传导。

（1）折返环路：存在解剖上或功能上相互分离的径路（折返环）是折返激动形成的必要条件。冲动从一条途径传出，又从另一条途径返回，这两条途径形成折返的环形径路。这一传导途径可以是成形的解剖结构，如房室结区等；也可以是功能性的传导途径，如普通心肌，在电生理功能条件适合时亦可成为折返的径路。

（2）单向阻滞：若两条径路传导能力相同，则冲动会分别从两条径路下传，两股波峰或汇合从共同出口传出，或碰撞抵消，一条径路中的波峰不能从另一条径路中返回原处，因而不能形成折返活动。当折返环的两条径路中有一条发生单向阻滞，冲动进入折返环后，只能循一条径路向前传播，而不能从另一条径路向前传播。向前传播的波峰除了可从共同出口传出，还可从另一条径路返回，而发生单向阻滞的径路若能容许激动逆传，则会完成一次折返活动，冲动在环内如此反复循环，便会产生持续而快速的心律失常。

（3）缓慢传导：在环形径路中若有缓慢传导区，传导运行时间长，不应期短，则环形径路的应激性和传导性恢复得快，可再次应激传导，而延缓的时间足以使发生单向阻滞部位的组织恢复应激性，使得冲动可以逆传。

折返性心律失常折返的波峰与后方波尾的距离为折返波长，等于传导速率与不应期的乘积；波峰与前方波尾的间距为可激动间隙，是指折返环路已具有兴奋性的部分，折返环路 = 折返波长 + 可激动间隙。当传导速率减慢和 / （或）不应期缩短时，波长将缩短，进而使可激动间隙增大，有利于折返的形成。当波长特性改变，超过现有折返环路时，折返波的前缘将与不应性组织的尾端相撞，折返波因而被湮灭。

2. 冲动传导障碍

冲动传导障碍是指兴奋或动作电位在心肌细胞扩布功能的异常，传导障碍机制如下。

（1）心肌组织处于不应期：冲动在心肌细胞中连续性传导的前提条件是各组织在冲动抵达之前已脱离前一个冲动的不应期而恢复到应激状态。冲动抵达部位心肌若处于有效不应期或相对不应期，则冲动不能传导或传导延迟。生理因素导致不应期延长发生的传导障碍称为干扰现象；疾病导致的病理性不应期延长，则称为传导阻滞。

（2）递减性传导：若冲动在传导过程中遇到的心肌细胞舒张期膜电位尚未充分复极，其反应将异于正常：0 期除极速度及振幅均减小，使冲动传导过程中引起的组织反应性依次减弱，传导性能递减。冲动若能传播到膜电位正常的区域，则递减性传导现象便可消失而恢复正常传导。

（3）不均匀传导：冲动在心脏传导时因组织的解剖生理特征不同导致局部传导性能不匀齐而失去同步性，波峰前进速度参差不齐，冲动传导效力降低。例如，缺血或梗死心肌纤维程度不同，激动在其中传播时，可发生不均匀传导。

3. 传导途径异常

正常情况下心房和心室之间仅能通过房室结区—希氏束—浦肯野纤维进行房室传导。各种类型的旁路纤维（如 Kent 束、James 旁路纤维、Mahaim 纤维等）参与的房室传导则可引起组织激动时间和顺序异常，形成不同类型的异常心律。如通过经典的房室旁路下传可形成 PR 间期缩短、QRS 波异常的心室预激波（WPW 综合征）。

二、心律失常的分类

心律失常按发生部位分为室上性（包括窦性、房性、房室交界性）心律失常和室性心律失常两大类；按发生时心率的快慢，分为快速性心律失常与缓慢性心律失常两大类；按发生机制，分为冲动形成异常和冲动传导异常等。本部分内容主要依据心律失常的发生机制进行综合分类。

（一）冲动形成异常

1. 窦性心律失常

（1）窦性心动过速。

（2）窦性心动过缓。

（3）窦性停搏。

（4）房室传导阻滞。

（5）病态窦房结综合征。

2. 异位心律

（1）被动性异位心律：逸搏及逸搏心律（房性、房室交界区性、室性）。

（2）主动性异位心律：①期前收缩，亦称过早搏动或早搏（房性、房室交界区性、室性）；②阵发性心动过速与非阵发性心动过速，分为房性、房室交界区性、房室折返性、室性；③心房扑动、心房颤动；④心室扑动、心室颤动。

（二）冲动传导异常

1. 干扰及干扰性房室分离

干扰及干扰性房室分离常为生理性。

2. 心脏传导阻滞

（1）窦房传导阻滞。

（2）心房内传导阻滞。

（3）房室传导阻滞（一度、二度和三度房室传导阻滞）。

（4）心室内传导阻滞（左束支、右束支、左前分支和左后分支）。

3. 折返性心律

阵发性心动过速（窦房结折返、房内折返、房室结折返、房室折返、希氏束折返和束支内折返、心室内折返）。

4. 房室间传导途径异常

房室间传导途径异常通常表现为预激综合征。

（三）冲动起源异常与冲动传导异常并存

冲动起源异常与冲动传导异常并存通常表现为反复心律和并行心律等。

（唐亚群）

第二节　窦性心律失常

正常窦性节律的激动起源于窦房结，频率为 60 ～ 100 次 / 分钟。但正常心率变化范围较大，取决于多种因素，如年龄、性别、体力活动、迷走神经与交感神经张力、代谢与药物等。正常窦性 P 波在心电图Ⅰ、Ⅱ、aVF 导联正向，aVR 导联负向，V_1、V_2 导联可为负，V_3 ～ V_6 导联为正；P-R 间期 0.12 ～ 0.20 秒。窦性心律失常是指窦房结冲动的频率异常或冲动向心房的传导受阻所致的心律失常，包括窦性心动过速、窦性心动过缓、窦性停搏、窦房传导阻滞及病态窦房结综合征等。

一、窦性心动过速

窦性心动过速是指成人窦性心律的频率超过 100 次 / 分钟。

（一）病因

最常见为生理性因素，如运动、紧张、焦虑或饮用咖啡、浓茶或过量饮酒等；病理因素包括心源性因素，如心功能不全、心包积液和心肌炎等，非心源性因素，如发热、贫血、甲亢、休克及应用肾上腺素、阿托品等。

一般来说，窦性心动过速是上述生理或病理因素影响机体自主神经的生理反应性结果，去除这些因素后心率可恢复正常，故称为生理性窦性心动过速。部分人静息状态下心率持续增快，或窦性心律的增快与生理、情绪激动、病理状态或药物作用水平无关或不一致，称为不适当窦性心动过速或特发性窦性心动过速，其发生机制不明，可能与窦房结本身的自律性增强，或自主神经对窦房结的调节异常有关。还有一种少见的窦房结折返性心动过速，常呈阵发性、非持续性发作，具有突发突止特点，其病理基础可能为窦房结内传导不均一性形成折返，对迷走神经刺激和腺苷敏感。

（二）心电图特征

窦性 P 波，常逐渐开始和终止，频率大多在 100 ～ 150 次 / 分钟，偶有高达 200 次 / 分钟。

（三）临床表现

生理因素者多无症状，病理因素，如发热、低血压、甲状腺功能亢进、贫血、心衰或休克时除原有疾病的症状外，可有心悸、乏力、运动耐力下降等表现。

（四）治疗

应针对病因和诱发因素进行治疗，如治疗心衰、纠正贫血、控制甲亢等。必要时单用或联合应用 β 受体阻断药和非二氢吡啶类钙通道阻滞药（如地尔硫䓬），亦可考虑选用伊伐布雷定。导管消融治疗可用于药物无效而症状显著的不适当窦性心动过速和窦房结折返性心动过速。

二、窦性心动过缓

窦性心动过缓是指成人窦性心律的频率低于 60 次 / 分钟。

（一）病因

常见病因为迷走神经张力增高，如青壮年、运动员、睡眠状态以及颅内压升高和内脏疼痛等；缺血缺氧、炎症、中毒及老年退行性变等造成窦房结功能受损亦常引起窦性心动过缓，如急性下壁心肌梗死、心肌炎和心肌病等；代谢紊乱如甲减、高钾血症及某些药物如 β 受体阻断药、非二氢吡啶类钙通道阻滞药、胺碘酮、洋地黄类药物和镇静剂等均可导致心动过缓。

（二）心电图特征

窦性 P 波，频率＜ 60 次 / 分钟，24 小时动态心电图总心搏数＜ 80 000 次；可伴有窦性心律不齐。

（三）临床表现

生理性者一般无症状，亦无临床意义；严重者可有头晕、乏力、气短、易疲劳等症状。病理情况下可有心悸、胸闷，严重时出现黑矇和晕厥。

（四）治疗

生理性或无症状者通常无须治疗。疾病引起者应治疗原发病，可酌情使用阿托品、氨茶碱或沙丁胺醇，但这些药物长期应用往往效果不确定，且易发生严重副作用，因此，显著心动过缓且伴相关症状者，应给予永久心脏起搏治疗。

三、窦性停搏

窦性停搏是指窦房结不能产生冲动而使心房无除极，若潜在起搏点无逸搏则致心室停搏。

（一）病因

同窦性心动过缓。需要注意的是，快速心律失常发作终止后，往往会出现窦性停搏，2 ～ 4 秒，但窦房结功能欠佳者停搏时间可能更长。

（二）心电图特征

正常窦性节律中，突然出现一个或多个 PP 间距显著延长，其间无 P 波、QRS 波及 T 波；长的 PP 间期与正常的 PP 间期无倍数关系；长的 PP 间歇后，可出现逸搏或逸搏心律。

（三）临床表现

短暂（≤3秒）的窦性停搏可无临床症状，自身的潜在起搏点产生逸搏能避免心室停搏或避免因心率过慢诱发其他心律失常。严重的停搏（＞3秒）者可有头晕、黑矇、短暂意识障碍、阿-斯综合征甚至猝死。

（四）治疗

参照病态窦房结综合征。

四、窦房传导阻滞

窦房传导阻滞（SAB）指窦房结发出的激动不能传导至心房或到达心房的时间延长，导致心房和心室发生停搏。

（一）病因

同窦性心动过缓。

（二）心电图特征

正常预期的P波不出现而形成间歇；间歇时间是基础PP的倍数。理论上窦房传导阻滞分为三度。由于体表心电图不能显示窦房结电活动，因此无法确立一度窦房阻滞的诊断。三度窦房传导阻滞与窦性停搏鉴别困难。二度Ⅰ型（文氏）窦房传导阻滞时，间歇前的PP间期逐渐缩短，间歇期＜2倍PP间期；二度Ⅱ型窦房阻滞的特征是出现较长的PP间歇，此PP期间约等于2、3或4倍的正常PP周长。窦房传导阻滞后可出现逸搏心律传导。

（三）临床表现

临床表现通常是暂时的，一般无重要临床意义。偶尔窦房阻滞致停搏时间过长且无逸搏心律出现可致晕厥。

（四）治疗

祛除病因。无症状者，通常无须治疗；有症状者，进行永久心脏起搏治疗。

五、病态窦房结综合征

病态窦房结综合征（SSS）简称病窦综合征，是包含多种窦房结功能异常的综合征，由窦房结及其周围组织病变引起起搏和（或）激动传出障碍，常累及心房、交界区和心室内传导系统。

（一）病因

窦房结及其周围的细胞结构和功能异常，理论上炎症、缺血、纤维化和退行性变、淀粉样变等均可引起病窦综合征，但实际临床中很难明确病因。常见疾病包括冠心病、心肌病、外科手术（如小儿房缺修补术）、长期房颤复律后和传导系统退行性变等。

（二）心电图特征

心电图特征如下：①非药物引起的持续而显著的窦性心动过缓（50 次 / 分钟以下）；②窦性停搏与窦房阻滞；③窦房传导阻滞与房室传导阻滞并存；④心动过缓 - 心动过速综合征，是指在窦性心动过缓基础上出现各种房性快速性心律失常，如房速、房扑和房颤（多为阵发性房颤），又称为慢 - 快综合征或缓速综合征；⑤在未应用抗心律失常药物的情况下，心房颤动的心室率缓慢，或其发作前后有窦性心动过缓和 /（或）一度房室传导阻滞；⑥变时功能不全，表现为运动后心率提高不显著；⑦部分房室交界区逸搏心律等。需注意的是，同一患者可出现多种心电图表现。

（三）临床表现

一般起病隐匿，进展缓慢。早期多无明显症状，当进展为严重窦性心动过缓、窦性停搏或窦房传导阻滞时，可出现心、脑、肾等重要器官供血不足的症状，轻者表现为头晕、心悸、乏力、运动耐力下降、记忆力减退，重者可引起心绞痛、黑矇、晕厥，甚至阿 - 斯综合征、心脏骤停或继发心室颤动而猝死。查体显示严重的心动过缓或漏搏、长时间心跳间歇，且体位改变和 Valsalva 动作对心动过缓无影响。此外，部分患者可发生脑卒中等栓塞并发症，多见于慢 - 快综合征患者。

（四）治疗

（1）病因治疗：针对不同病因采取改善心肌缺血、纠正电解质紊乱和药物过量等治疗方法。

（2）对症治疗：无症状者不必治疗，仅定期随诊；有症状者，应尽早采取永久起搏器治疗。阿托品、异丙肾上腺素等药物以及临时起搏器等仅作为对症治疗而短时间应用。

对慢 - 快综合征患者，一般是植入永久起搏器后服用抗心律失常药物治疗快速心律失常。但临床部分患者的窦性心动过缓和窦性停搏只出现在心房扑动、心房颤动和房性心动过速发作终止后，即表现为原发性房性快速性心律失常和继发性窦房结功能障碍，对这些患者可先进行导管射频消融来根除快速心律失常发作，再根据随访期间心动过缓的情况评估心脏起搏治疗的必要性。绝大多数患者随着快速心律失常的消失，窦性心动过缓和窦性停搏也会好转或消失，不再需要进行永久起搏治疗。已植入永久起搏器的患者，如药物治疗不能控制快速心律失常的发作，亦可考虑射频消融治疗。对于血栓风险高的患者，应考虑抗栓治疗。

（唐亚群）

第三节 房性心律失常

一、房性期前收缩

房性期前收缩，又称房性早搏，是指起源于窦房结以外心房的任何部位的心房激动。房性期前收缩常见于器质性心脏病患者，也可见于心脏正常者。房性期前收缩的心电图特征：P 波提前发生，与窦性 P 波形态不同；PR 间期＞ 120 毫秒；QRS 波群呈室上性，部分可有室内差异性传导；多为不完全代偿间歇。如发生在舒张早期，适逢房室结尚未脱离前次搏动的不应期，可产生传导中断，无 QRS 波发生（被称为阻滞的或未下传的房性期前收缩）或缓慢传导（下传的 PR 间期延长）现象。房性期前收缩通常无须治疗。有明显症状患者可给予 β 受体阻断药、非二氢吡啶类钙通道阻滞药、普罗帕酮和胺碘酮等治疗。

二、房性心动过速

房性心动过速简称房速，指起源于心房且无须房室结参与维持的心动过速。发生机制包括自律性增强、折返与触发活动。根据起源点不同，分为局灶性房性心动过速和多源性房性心动过速，后者也称为紊乱性房性心动过速，是严重肺部疾病常见的心律失常，最终可能发展为心房颤动。

（一）病因

冠心病、慢性肺部疾病、洋地黄中毒、大量饮酒及各种代谢障碍均可成为致病原因。心外科手术或导管消融术后所导致的手术瘢痕也可以引起房性心动过速。部分心脏结构正常的患者中也能见到。

（二）临床表现

可表现为心悸、头晕、胸痛、憋气、乏力等症状，有些患者可能无任何症状。合并器质性心脏病的患者甚至可表现为晕厥、心肌缺血或肺水肿等。症状发作可呈短暂、间歇或持续发生。当房室传导比例发生变动时，听诊心律不恒定，第一心音强度变化。

（三）心电图特征

局灶性房性心动过速心电图特征包括：①心房率通常为 150 ～ 200 次 / 分钟；② P 波形态与窦性 P 波不同；③当心房率加快时可出现二度Ⅰ型或Ⅱ型房室传导阻滞，呈现 2 ∶ 1 房室传导者亦属常见，但心动过速不受影响；④ P 波之间的等电线仍存在（与心房扑动时等电线消失不同）；⑤发作开始时心率逐渐加速；⑥刺激迷走神经不能终止心动过速，仅能加重房室传导阻滞。

（四）治疗

房性心动过速的处理主要取决于心室率的快慢及患者的血流动力学情况。如心室率不太快且无严重的血流动力学障碍，不必紧急处理。如心室率达 140 次 / 分钟以上，由洋地黄中毒所致或临床上有严重充血性心力衰竭或休克征象，应进行紧急治疗。其处理方法如下。

（1）病因与诱因治疗：主要对基础疾病进行治疗，尤其是紊乱性房性心动过速。肺部疾病患者应纠正低氧血症、控制感染。如洋地黄引起者，需立即停用洋地黄，并纠正可能伴随的电解质紊乱，特别要警惕低钾血症，必要时选择利多卡因、β 受体阻断药和普罗帕酮等。

（2）控制心室率：血流动力学稳定的患者，可先静脉使用腺苷，如无效，可使用 β 受体阻断药（如艾司洛尔、美托洛尔等）、非二氢吡啶类钙通道阻滞药（如维拉帕米、地尔硫䓬等）减慢心室率。

（3）转复窦性心律：可用Ⅰc 或Ⅲ类（如胺碘酮、伊布利特等）抗心律失常药物转复窦性心律，血流动力学不稳定的患者立即行同步直流电复律。反复发作，特别是无休止发作或导致心动过速性心肌病的患者，推荐导管消融治疗。

三、心房扑动

心房扑动简称房扑，是介于房速和心房颤动之间的快速性心律失常。健康者很少见，患者多伴有器质性心脏病。

（一）病因

多见于器质性心脏病，如风湿性心脏病、冠心病、高血压性心脏病、心肌病等。此外，肺栓塞，慢性充血性心力衰竭，二、三尖瓣狭窄与反流导致心房扩大，甲状腺功能亢进、酒精中毒、心包炎等亦可出现房扑。部分患者也可无明显病因。

（二）临床表现

患者的症状主要与房扑的心室率相关，心室率不快时，患者可无症状；房扑伴有极快的心室率，可诱发心绞痛与充血性心力衰竭。房扑往往有不稳定的倾向，可恢复窦性心律或进展为心房颤动，但亦可持续数月或数年。房扑患者也可产生心房血栓，进而引起体循环栓塞。体格检查可见快速的颈静脉搏动。当房室传导比例发生变动时，第一心音强度亦随之变化。有时能听到心房音。

（三）心电图特征

心房扑动的心电图特征包括：①窦性 P 波消失，代之以振幅、间距相同的、有规律的锯齿状扑动波，称为 F 波，扑动波之间的等电线消失，频率常为 250 ～ 350 次 / 分钟；②心室率规则或不规则，取决于房室传导比例是否恒定，房扑波多以 2 ∶ 1 及 4 ∶ 1 交替下传；③ QRS 波形态正常，当出现室内差异传导、原先有束支传导阻滞或经房室旁路下传时，QRS 波增宽、形态异常。

（四）治疗

（1）药物治疗：减慢心室率的药物包括 β 受体阻断药、非二氢吡啶类钙通道阻滞剂（如维拉帕米、地尔硫䓬等）。转复房扑并预防复发的药物包括Ⅰ a类、Ⅰ c类（如氟卡尼、普罗帕酮等）和Ⅲ类（如伊布利特、多非利特和胺碘酮等）抗心律失常药。伊布利特用于新发房扑复律治疗，禁用于严重器质性心脏病、QT 间期延长和窦房结功能障碍者；多非利特亦可选用。合并冠心病、充血性心力衰竭的房扑患者，应用Ⅰ a与Ⅰ c类药物容易导致严重室性心律失常，应选用胺碘酮。长期维持窦性心律可选用胺碘酮、多非利特或索他洛尔等药物。

（2）非药物治疗：直流电复律是终止房扑最有效的方法。通常应用低能量可迅速将房扑转复为窦性心律。食管调搏也是转复房扑的有效方法，尤其适用于服用大量洋地黄制剂患者。有症状且药物控制心室率效果不佳的心房扑动、持续性心房扑动导致心动过速性心肌病的患者，推荐导管消融治疗。

（3）抗凝治疗：持续性心房扑动的患者发生血栓栓塞的风险明显升高，应给予抗凝治疗。具体抗凝策略同心房颤动。

四、心房颤动

心房颤动（AF）简称房颤，是指规则有序的心房电活动丧失，代之以快速无序的颤动波，是严重的心房电活动紊乱。心房无序的颤动，即失去了有效的收缩与舒张，心房泵血功能恶化或丧失，加之房室结对快速心房激动的递减传导，引起心室极不规则的反应。因此，心室律（率）紊乱、心功能受损和心房附壁血栓形成是房颤患者的主要病理生理特点。

（一）病因

房颤常发生于器质性心脏病患者，常见于高血压性心脏病、冠心病、风湿性心脏病二尖瓣狭窄、心肌病及甲状腺功能亢进症，缩窄性心包炎、慢性肺源性心脏病、预激综合征和老龄也可引起房颤。部分房颤原因不明，可见于正常人，可在情绪激动、外科手术、运动或大量饮酒时发生；房颤发生在无结构性心脏病的中青年，称为孤立性房颤或特发性房颤。

（二）发病机制

房颤的发生机制仍未阐明。肺静脉异常电活动触发和驱动是房颤重要的发生机制，房颤的维持涉及多发子波折返、局灶激动、转子样激动等多个机制。高龄、遗传因素、性别等不变的因素和高血压、糖尿病、吸烟等可改变的因素均可导致心房电重构和结构重构，为房颤的发生、维持提供相应的基质。此外，心力衰竭和心肌缺血等原发心血管疾病则与房颤互为因果、相互促进，导致疾病进展加速和恶化。

（三）分类

一般将房颤分为首诊房颤、阵发性房颤、持续性房颤、长期持续性房颤及永久性房颤。

（四）临床表现

房颤症状的轻重受心室率快慢的影响。心悸、乏力、胸闷、运动耐量下降是最常见的临床症状。心室率超过 150 次 / 分钟，患者可发生心绞痛与充血性心力衰竭。心室率不快时，患者可无症状。房颤时心房有效收缩消失，心排血量比窦性心律时减少 25% 或更多。房颤并发血栓栓塞的危险性甚大，尤以脑栓塞危害最大，常可危及生命并严重影响患者的生存质量。瓣膜性心脏病合并房颤者发生脑栓塞的风险高出正常人 17 倍；非瓣膜性心脏病合并房颤者发生脑卒中的机会较无房颤者高出 5 ～ 7 倍。

心脏听诊第一心音强度变化不定，心律极不规则。当心室率快时可发生脉搏短绌，原因是许多心室搏动过弱以致未能开启主动脉瓣，或因动脉血压波太小，未能传导至外周动脉。在使用抗心律失常药物治疗过程中，房颤患者的心室律变得规则，应考虑以下可能性：①恢复窦性心律；②转变为房性心动过速；③转变为房扑（固定的房室传导比率）；④发生房室交界区性心动过速或室性心动过速。如心室律变得慢而规则（30 ～ 60 次 / 分钟），提示可能出现完全性房室传导阻滞。心电图检查有助于确立诊断。房颤患者并发房室交界区性与室性心动过速或完全性房室传导阻滞，最常见原因为洋地黄中毒。

（五）心电图特征

心房颤动的心电图特征包括：① P 波消失，代之以小而不规则的基线波动，形态与振幅均变化不定，称为 f 波；频率为 350 ～ 600 次 / 分钟；②心室率极不规则；③ QRS 波形态通常正常，当心室率过快，发生室内差异性传导时，QRS 波增宽变形。

（六）治疗

心房纤颤治疗强调长期综合管理，即在治疗原发疾病和诱发因素的基础上，积极预防血栓栓塞、转复并维持窦性心律及控制心室率，这是房颤治疗的基本原则。

（徐聪）

第七章　胃十二指肠溃疡

胃十二指肠溃疡是指发生于胃十二指肠的局限性圆形或椭圆形的全层黏膜缺损。因溃疡的形成与胃酸 - 蛋白酶的消化作用有关，故又称为消化性溃疡。大部分溃疡患者经内科治疗可以痊愈，外科治疗主要用于急性穿孔、出血、幽门梗阻、药物治疗无效的溃疡患者及恶变等情况。胃十二指肠溃疡急性穿孔是胃十二指肠溃疡的严重并发症，起病急、变化快、病情严重，需紧急处理，若诊治不当可危及生命。胃十二指肠溃疡大出血是上消化道大出血最常见的原因，约占 50% 以上，其中 5% ～ 10% 需要外科手术治疗。胃十二指肠溃疡患者可因幽门管或幽门溃疡或十二指肠球部溃疡反复发作形成瘢痕狭窄，合并幽门痉挛水肿而造成幽门梗阻。

一、病因

胃十二指肠溃疡的病因较复杂，是多因素综合作用的结果，主要原因包括幽门螺杆菌感染、胃酸分泌异常和胃黏膜屏障的破坏。

（一）幽门螺杆菌感染

幽门螺杆菌（HP）属于革兰氏阴性杆菌，可产生多种酶，约 1/2 的 HP 菌株可产生毒素，作用于胃黏膜，引起黏液降解，改变胃黏膜细胞的通透性，导致局部组织损伤，破坏黏膜层的保护作用。胃窦部 HP 感染还可以刺激局部胃泌素的释放，进一步加重胃黏膜的损害。

（二）胃酸分泌异常

溃疡只发生在经常与胃酸接触的黏膜处。胃酸过多时，激活胃蛋白酶，使胃十二指肠黏膜发生“自身消化”。十二指肠溃疡可能与迷走神经张力和兴奋性过度增高、壁细胞数增多及壁细胞对胃泌素、组胺、迷走神经刺激的敏感性增高有关。

（三）胃黏膜屏障被破坏

非甾体抗炎药、肾上腺皮质激素、胆汁酸盐、酒精、咖啡因等均可破坏胃黏膜屏障，引起胃黏膜水肿、出血、糜烂，甚至溃疡。长期使用非甾体抗炎药物者胃溃疡的发生率会显著升高。

（四）其他因素

其他因素包括遗传、吸烟和心理压力等。

二、病理生理

（一）胃十二指肠溃疡

本病属于慢性溃疡，多为单发。胃溃疡多发生于胃小弯，以胃角多见，胃窦部与胃体也可见，胃大弯、胃底少见。十二指肠溃疡主要发生在球部，球部以下的溃疡称为球后溃疡。典型的胃十二指肠溃疡呈圆形或椭圆形，可深达黏膜下层。若溃疡向深层侵蚀，可引起出血或穿孔。幽门处较大溃疡愈合后形成瘢痕可导致幽门梗阻。

根据发生的部位和胃酸的分泌量，胃溃疡可分为 4 型：Ⅰ型最为常见，低胃酸，溃疡位于胃小弯角切迹附近；Ⅱ型，高胃酸，胃溃疡合并十二指肠溃疡；Ⅲ型，高胃酸，溃疡位于幽门管或幽门前；Ⅳ型，低胃酸，溃疡位于胃上部 1/3、胃小弯高位接近贲门处，常为穿透性溃疡，易发生出血或穿孔。

（二）胃十二指肠溃疡并发症

1. 胃十二指肠溃疡穿孔

胃十二指肠溃疡穿孔是活动期胃十二指肠溃疡向深部侵蚀、穿破浆膜的结果。90% 的十二指肠溃疡穿孔发生在球部前壁偏小弯侧，而 60% 的胃溃疡穿孔发生在近幽门的胃前壁，多偏胃小弯。急性穿孔后，具有强烈刺激性的胃酸、胆汁、胰液等消化液和食物进入腹腔，引起化学性腹膜炎和腹腔内大量液体渗出，6 ～ 8 小时后细菌开始繁殖并逐渐转变为化脓性腹膜炎。病情严重者，由于剧烈的腹痛、强烈的化学刺激、细胞外液的丢失及细菌毒素吸收等因素的作用，可出现休克。

2. 胃十二指肠溃疡大出血

患者多有溃疡病史，近期有服用非甾体抗炎药物、疲劳、饮食不规律等诱因。胃溃疡大出血多发生在胃小弯处，出血常源自胃左、右动脉及其分支或肝胃韧带内较大的血管；十二指肠溃疡大出血部位通常位于球部后壁，出血多来自胃十二指肠动脉或胰十二指肠上动脉及其分支。大出血后，因血容量减少、血压降低、血流变缓、血管破裂处血凝块形成等原因而暂时止血。由于胃酸、胃肠蠕动和胃十二指肠内容物与溃疡病灶接触，部分病例可发生再次出血的现象。

3. 瘢痕性幽门梗阻

瘢痕性幽门梗阻常见于十二指肠球部溃疡和Ⅱ、Ⅲ型胃溃疡。溃疡引起幽门梗阻的机制有幽门痉挛、炎性水肿和瘢痕三种，前两种情况是暂时性的和可逆的，无须进行外科手术。而瘢痕性幽门梗阻属永久性，需要手术方能解除。梗阻初期，为克服幽门狭窄，胃蠕动增强，胃壁肌层代偿性增厚。后期，胃代偿功能减弱，失去张力，胃高度扩张，蠕动减弱甚至消失。由于胃内容物潴留引起呕吐而致水电解质的丢失，导致脱水、低钾和低氯性碱中毒。长期慢性不完全性幽门梗阻者因摄入减少、消化吸收不良而出现贫血和营养障碍。

三、临床表现

（一）胃十二指肠溃疡

1. 胃溃疡

腹痛多于进餐后 0.5 ～ 1 小时开始，持续 1 ～ 2 小时后消失。进食后疼痛不能缓解，有时反而加重，服用抗酸药物疗效不明显。腹痛的节律性不如十二指肠溃疡明显。压痛点位于剑突与脐间的正中线或略偏左。胃溃疡经抗酸治疗后常容易复发。除易发生大出血、急性穿孔等严重并发症外，约有 5% 的胃溃疡可发生恶变。

2. 十二指肠溃疡

临床表现为上腹部或剑突下烧灼痛或钝痛，主要为餐后延迟痛（餐后 3 ～ 4 小时）、饥饿痛或夜间痛，进食后腹痛可暂时缓解，服用抗酸药物或进食能使疼痛缓解或停止。脐部偏右上方可有压痛。腹痛具有周期性发作的特点，秋冬季或冬春季好发。

（二）胃十二指肠溃疡并发症

1. 胃十二指肠溃疡急性穿孔

（1）症状：穿孔多突然发生于夜间空腹或饱食后。主要表现为突发性上腹部刀割样剧痛，并迅速波及全腹，但以上腹部为重。患者疼痛难忍，并有面色苍白、出冷汗、脉搏细速、血压下降、四肢厥冷等表现，常伴有恶心、呕吐等症状，有时伴有肩部或肩胛部牵扯痛。若消化液沿右结肠旁沟流入右下腹，可引起右下腹疼痛。当腹腔内大量渗出液稀释漏出的消化液时，腹痛略有减轻；继发细菌感染后腹痛可再次加重。

（2）体征：患者呈急性面容，表情痛苦，取屈曲体位，不敢移动；腹部呈舟状；腹式呼吸减弱或消失；全腹有明显的压痛和反跳痛，以上腹部最为明显，腹肌紧张呈“木板样”强直；肝浊音界缩小或消失，可有移动性浊音；肠鸣音减弱或消失。

2. 胃十二指肠溃疡大出血

（1）症状：呕血和黑便是主要症状。多数患者只有黑便而无呕血，迅猛的出血则表现为大量呕血与排紫黑色血便。呕血前患者常有恶心，便血前多突然有便意。呕血或便血前后常有心悸、眩晕、无力甚至昏厥等表现。当短期内失血量超过 400 mL 时，患者可出现面色苍白、口渴、脉搏快速有力、血压正常或略偏高的循环系统代偿征象。当失血量超过 800 mL 时，患者可出现烦躁不安、出冷汗、脉搏细速、呼吸急促、血压下降、四肢湿冷等休克表现。

（2）体征：腹部稍胀，上腹部可有轻度压痛，肠鸣音亢进。

3. 胃十二指肠溃疡瘢痕性幽门梗阻

（1）症状：进食后上腹饱胀不适并出现阵发性胃痉挛性疼痛，伴嗳气、恶心、呕吐。呕吐反复发作是最突出的症状，特点是呕吐量大，一次 1 000 ～ 2 000 mL；呕吐物含大量宿食，带腐败酸臭味，不含胆汁；呕吐后患者自觉胃部舒适，故患者常自行诱发呕吐以缓解症状。长期呕吐导致营养不良，患者可有脸色苍白、消瘦、皮肤干燥、弹性消失等表现。

（2）体征：上腹部可见胃型和胃蠕动波，用手轻拍上腹部可闻及振水音。

四、辅助检查

（一）实验室检查

胃十二指肠溃疡急性穿孔患者可出现血白细胞计数及中性粒细胞比值升高等征象。胃十二指肠溃疡大出血患者早期由于血液浓缩，血常规变化不大，之后红细胞计数、血红蛋白值、血细胞比容均呈进行性下降。

（二）影像学检查

（1）X 线检查：约 80% 胃十二指肠溃疡急性穿孔的患者立位腹部 X 线可见膈下新月状游离气体影。X 线钡餐检查可发现胃十二指肠溃疡部位有一周围光滑、整齐的龛影或十二指肠球部变形；幽门梗阻者可见胃扩大，24 小时后仍有钡剂存留。已明确为幽门梗阻者避免做此检查。

（2）CT 检查：CT 对游离气体的检测具有较高的敏感性，能确定穿孔部位、大小以及能排除其他可能原因，因此在穿孔的诊断中占据主要地位。

（3）血管造影：对胃十二指肠溃疡大出血患者进行选择性腹腔动脉或肠系膜上动脉造影可明确病因与出血部位，并可采取栓塞治疗或动脉注射垂体加压素等介入性止血措施。

（三）胃镜检查

胃镜检查是确诊胃十二指肠溃疡的首选检查方法，可明确溃疡部位，并可在直视下取活组织做幽门螺杆菌检测及病理学检查。对胃十二指肠溃疡大出血患者，行急诊胃镜检查可明确出血的原因和部位，同时可通过电凝、喷洒止血粉或应用血管夹等措施止血。幽门梗阻者可见胃内大量潴留的胃液和食物残渣。

（四）诊断性腹腔穿刺

针对胃十二指肠溃疡急性穿孔临床表现不典型的病例，必要时可行腹腔诊断性穿刺检查以帮助诊断，穿刺抽出液可含胆汁或食物残渣。

五、诊断

慢性病程，周期性发作，节律性上腹痛，非甾体抗炎药服药史等是疑诊、胃十二指肠溃疡的重要病史。胃镜检查可以确诊，不能接受胃镜检查者，上消化道钡剂发现龛影，可以诊断溃疡，但难以区分其良恶性。

六、鉴别诊断

（一）其他引起慢性上腹痛的疾病

胃十二指肠溃疡诊断确立，但部分患者在胃十二指肠溃疡愈合后仍有症状或症状不缓解，应注意诱因是否解除，是否有慢性肝胆胰疾病、功能性消化不良等与胃十二指肠溃疡并存。

（二）胃癌

胃镜发现胃溃疡时，应注意与恶性溃疡相鉴别，典型胃癌溃疡形态多不规则，常>2 cm，边缘呈结节状，底部凹凸不平、覆污秽苔。

（三）促胃液素瘤

促胃液素瘤是一种胃肠胰神经内分泌肿瘤。促胃液素由胃、上段小肠黏膜的G细胞分泌，具有促进胃酸分泌、细胞增殖、胃肠运动等作用。促胃液素瘤以多发溃疡、不典型部位、易出现溃疡并发症、对正规抗溃疡药物疗效差，以及可出现腹泻、高胃酸分泌、血促胃液素水平升高等情况为特征。促胃液素瘤通常较小，约80%位于促胃液素瘤三角区内，即胆囊与胆总管汇合处、十二指肠第二部分与第三部分交界处、胰腺颈部与体部交界处组成的三角区内，其他少见的部位包括胃、肝脏、骨骼、心脏、卵巢、淋巴结等；50%以上的促胃液素瘤为恶性，部分患者发现时已有转移。临床疑诊时，应检测血促胃液素水平；增强CT或磁共振扫描有助于发现肿瘤部位。质子泵抑制剂（PPI）可减少胃酸分泌、控制症状，应尽可能手术切除肿瘤。

七、治疗

治疗目标为：祛除病因，控制症状，促进溃疡愈合、预防复发和避免并发症。

（一）药物治疗

自 20 世纪 70 年代以后，胃十二指肠溃疡药物治疗经历了 H_2 受体拮抗剂、PPI 和根除 Hp 三次里程碑式的进展，使溃疡愈合率显著提高、并发症发生率显著降低，相应的外科手术明显减少。

1. 抑制胃酸分泌

（1）H_2 受体拮抗剂：是治疗胃十二指肠溃疡的主要药物之一，疗效好，用药方便，价格适中，长期使用不良反应少。常用药物有法莫替丁、尼扎替丁、雷尼替丁等，治疗胃溃疡（GU）和十二指肠溃疡（DU）的 6 周愈合率分别为 80% ～ 95% 和 90% ～ 95%。

（2）PPI：是治疗胃十二指肠溃疡的首选药物。PPI 入血，进入胃黏膜壁细胞酸分泌小管中，酸性环境下转化为活性结构，与质子泵即 H^+-K^+-ATP 酶结合，抑制该酶的活性，从而抑制胃酸的分泌。PPI 可在 2 ～ 3 天内控制溃疡症状，对一些难治性溃疡的疗效优于 H_2 受体拮抗剂，治疗典型的胃和十二指肠溃疡 4 周的愈合率分别为 80% ～ 96% 和 90% ～ 100%。值得注意的是，治疗 GU 时，应首先排除溃疡型胃癌的可能，因 PPI 治疗可减轻其症状，掩盖病情。

PPI 是酸依赖性的，酸性胃液中不稳定，口服时不宜破坏药物外裹的保护膜。PPI 的肠衣保护膜在小肠 pH ≥ 6 的情况下被溶解释放，吸收入血。

2. 根除 Hp

胃十二指肠溃疡不论活动与否，Hp 阳性患者均应根除 Hp。根除 Hp 可显著降低溃疡的复发率。由于耐药菌株的出现、抗菌药物不良反应、患者依从性差等因素，部分患者胃内的 Hp 难以根除，此时应因人而异制定多种根除 Hp 的方案。对有并发症和经常复发胃十二指肠溃疡的患者，应追踪抗 Hp 的疗效，一般应在治疗结束至少 4 周后复检 Hp，避免在应用 PPI 或抗生素期间复检 Hp 出现假阴性结果。

3. 保护胃黏膜

（1）铋剂：这类药物分子量较大，在酸性溶液中呈胶体状，与溃疡基底面的蛋白形成蛋白 - 铋复合物，覆于溃疡表面，阻隔胃酸、胃蛋白酶对黏膜的侵袭损害。由于 PPI 的性价比高和广泛使用，铋剂已不作为胃十二指肠溃疡的单独治疗药物。但是，铋剂可通过包裹 Hp 菌体，干扰 Hp 代谢，发挥杀菌作用，被推荐为根除 Hp 的四联药物治疗方案的主要组成之一。服药后常见舌苔和粪便变黑。短期应用本药后血铋浓度（5 ～ 14 μg/L）在安全阈值之内（50 μg/L）。由于肾脏为铋的主要排泄器官，故肾功能不良者应忌用铋剂。

（2）弱碱性抗酸剂：常用铝碳酸镁、磷酸铝、硫糖铝、氢氧化铝凝胶等。这些药物可中和胃酸，起效较快，可短暂缓解疼痛，但很难治愈溃疡，已不作为治疗胃十二指肠溃疡的主要或单独药物。这类药物能促进前列腺素合成，增加黏膜血流量、刺激胃黏膜分泌 HCO_3^- 和黏液，碱性抗酸剂目前更多被视为黏膜保护剂。

4. 胃十二指肠溃疡的治疗方案及疗程

为了达到愈合溃疡的目的，抑酸药物的疗程通常为 4 ～ 6 周，一般推荐 DU 的 PPI 疗程为 4 周，GU 疗程为 6 ～ 8 周。根除 Hp 所需的 1 ～ 2 周疗程可重叠在 4 ～ 8 周的抑酸药物疗程内，也可在抑酸药物疗程结束后进行。

5. 维持治疗

GU 愈合后，大多数患者可以停药。但对于溃疡多次复发的患者，在去除常见诱因的同时，要进一步查找是否存在其他病因，并给予维持治疗，即较长时间服用维持剂量的 H_2 受体拮抗剂或 PPI；疗程因人而异，短者 3 ～ 6 个月，长者 1 ～ 2 年，或视具体病情延长用药时间。

（二）患者教育

适当休息，缓解精神压力；改变进食规律、戒烟、戒酒及少饮浓茶、浓咖啡等。停服不必要的非甾体抗炎药、其他对胃有刺激或引起恶心、不适的药物，如确有必要服用非甾体抗炎药和其他药物，建议和食物一起或餐后服用，或遵医嘱加用保护胃黏膜的药物。

（三）内镜治疗及外科手术

1. 内镜治疗

根据溃疡出血病灶的内镜下特点选择治疗策略。胃十二指肠溃疡出血的内镜下治疗，包括溃疡表面喷洒蛋白胶、出血部位注射 1 ∶ 10 000 肾上腺素、出血点钳夹和热凝固术等，有时采取两种以上内镜治疗方法。结合 PPI 持续静脉滴注对胃十二指肠溃疡活动性出血止血成功率达 95%。胃十二指肠溃疡合并幽门变形或狭窄引起梗阻，可优先选择内镜下治疗，常用方法是内镜下可变气囊扩张术，有的需要反复多次扩张，解除梗阻。

2. 外科治疗

随着 PPI 的广泛应用及内镜治疗技术的不断发展，大多数胃十二指肠溃疡及其并发症的治疗已不需要进行外科手术治疗。但在下列情况下，要考虑进行手术治疗：①并发消化道大出血经药物、胃镜及血管介入治疗无效时；②急性穿孔、慢性穿透溃疡；③瘢痕性幽门梗阻，内镜治疗无效；④ GU 疑有癌变。外科手术不只是单纯地切除溃疡病灶，而是通过手术永久地减弱胃酸和胃蛋白酶分泌的能力。胃大部切除术和迷走神经切断术曾经是治疗胃十二指肠溃疡最常用的两种手术方式，但目前已很少应用。

手术治疗的并发症有：术后胃出血、十二指肠残端破裂、胃肠吻合口破裂或瘘、术后梗阻、倾倒综合征、胆汁反流性胃炎、吻合口溃疡和缺铁性贫血等。

八、预后

有效的药物治疗可使胃十二指肠溃疡愈合率达到95%，青壮年患者胃十二指肠溃疡死亡率接近于零，老年患者主要死于严重的并发症，尤其是大出血和急性穿孔，病死率 <1%。

（李良军）

第八章　炎症性肠病

第一节　炎症性肠病概述

炎症性肠病（IBD）是一类由多种病因引起的、异常免疫介导的肠道慢性及复发性炎症，包括溃疡性结肠炎（UC）和克罗恩病（CD）。IBD 以反复发作的腹痛、腹泻等为主要临床症状。

一、病因

（一）遗传因素

IBD 患者发病率具有明显的种族差异，欧美国家明显高于亚洲国家，患者同一家族成员发病率也较高，单卵双生可同患本病。这些都提示本病的发病具有遗传倾向。

（二）环境因素

近几十年来，全球 IBD 的发病率持续升高，这一现象首先出现在社会经济高度发达的北美、北欧。以往该病在我国少见，现已成为常见疾病。这一现象反映了环境因素，如饮食、吸烟、卫生条件、生活方式或其他尚不明确因素对本病的影响。

（三）感染因素

多种微生物参与了 IBD 的发生与发展。基于下述研究结果的新近观点认为，IBD 是针对自身正常肠道菌群的异常免疫反应性疾病。①用转基因或基因敲除方法造成免疫缺陷的 IBD 动物模型，在肠道无菌环境下不发生肠道炎症，但在肠道正常菌群状态下，则易出现肠道炎症；②临床上观察到肠道细菌滞留易使 CD 进入活动期，抗生素或微生态制剂对某些 IBD 患者有益。

（四）免疫

持续的天然免疫反应及 Thl 细胞异常激活等释放出各种炎症介质及免疫调节因子，如 IL-1、IL-6、IL-8、TNF-α、IL-2、IL-4、IFN-γ 等参与了肠黏膜屏障的免疫损伤。针对这些炎症反应通路上的重要分子而开发的生物制剂，如抗 TNF-α 单克隆抗体等对 IBD 的疗效已被证实。

二、发病机制

尚未完全明确，已知肠道黏膜免疫系统异常反应所导致的炎症反应在 IBD 发病中起重要作用，可概括为：环境因素作用于遗传易感者，在肠道菌群的参与下，启动了难以停止的、发作与缓解交替的肠道天然免疫及获得性免疫反应，导致肠黏膜屏障损伤、溃疡经久不愈、炎性增生等病理改变。UC 和 CD 是同一疾病的不同亚类，组织损伤的基本病理过程相似，但可能由于致病因素不同及机制上的差异，病理表现不同。对于病理学不能确定为 UC 或 CD 的结肠炎，称为未定型结肠炎。

（姜斌）

第二节　溃疡性结肠炎

溃疡性结肠炎是一种原因不明的直肠和结肠慢性非特异性炎症性疾病，病变限于大肠黏膜和黏膜下层。临床特点为反复发作的腹痛、腹泻、黏液脓血便及里急后重。病情轻重不等，多呈慢性病程。本病可发生在任何年龄，以 20 ～ 40 岁多见，男女发病率无显著差异。

一、病理

病变多累及直肠和乙状结肠，较重者可累及降结肠或全结肠，呈连续性、非节段分布；如果累及回肠末端，称为倒灌性回肠炎。炎症常局限于黏膜和黏膜下层，较少深达肌层，所以并发肠穿孔、瘘管形成或结肠周围脓肿者少见。病变黏膜充血、水肿、出血、变脆、形成浅小不规则溃疡，继而溃疡增大，沿结肠纵轴发展，融合成广泛、不规则的大溃疡。可有炎症细胞浸润表现及肠腺隐窝脓肿形成。在反复发作的慢性炎症过程中，肠黏膜肉芽组织增生导致炎性息肉形成、肠壁增厚及肠腔狭窄。病程超过 20 年的患者发生结肠癌风险较正常人升高 10 ～ 15 倍。

二、临床表现

多为亚急性起病，少数为急性起病。病程呈慢性经过，发作期与缓解期交替出现，少数症状持续并逐渐加重。可因感染、饮食失调、精神刺激、过劳等而诱发或加重。临床表现与病变范围、病型及病期有关。

（一）症状

1. 消化系统症状

（1）腹泻 - 黏液脓血便：见于绝大多数患者，主要与炎症导致大肠黏膜对水钠吸收障碍以及结肠运动功能失常有关，黏液脓血便是本病活动期的重要表现。大便次数和便血的程度与病情轻重有关，轻者每日排便 2 ～ 4 次，便血轻或无；重者每日 10 次以上，为脓血便；粪质亦与病情轻重有关，多数为糊状，重者为稀水便；常伴有里急后重。病变限于直肠或累及乙状结肠的患者，除可有便频、便血外，偶尔表现为便秘，这是病变引起直肠排空功能障碍所致。

（2）腹痛：轻者可无腹痛或仅诉腹部不适。多数患者有轻至中度腹部阵痛，多位于左下腹或下腹部，以隐痛、胀痛为主，有疼痛—便意—便后缓解的规律；若并发中毒性巨结肠或炎症波及腹膜时有持续性剧烈腹痛。

（3）其他症状：如腹胀，重者有恶心、呕吐、食欲减退等症状。

2. 全身症状

轻型不明显。中、重型患者可有低热，高热多见于急性暴发型或出现合并症。重症或病情持续活动者可伴有消瘦、贫血、低蛋白血症、乏力等营养不良症状和水电解质平衡紊乱、衰竭等。

3. 肠外表现

本病可伴有多种肠外自身免疫性疾病的表现，包括外周关节炎、前葡萄膜炎、坏疽性脓皮病、口腔复发性溃疡、强直性脊柱炎和系统性红斑狼疮等。

（二）体征

轻、中型患者仅有左下腹轻压痛，有时可触及痉挛的乙状结肠或降结肠；重型患者可有明显压痛和鼓肠。若有腹肌紧张、反跳痛、肠鸣音减弱，应警惕中毒性巨结肠及肠穿孔的可能。

（三）临床分型

1. 根据发作特点分型

（1）初发型：首次发作。

（2）慢性复发型：临床上最为多见，发作期与缓解期交替。

（3）慢性持续型：症状持续出现，间以症状加重的急性发作。

（4）急性暴发型：少见，起病急，病情重，伴有中毒性巨结肠、肠穿孔、败血症等并发症。上述各型可相互转化。

2. 根据严重程度分型

（1）轻型：每日腹泻＜ 4 次，便血轻或无，无发热，无贫血，血沉正常。

（2）中型：介于轻型与重型之间。

（3）重型：每日腹泻＞6次，有明显黏液脓血便，伴有发热（T＞37.5℃）、贫血、脉速（＞90次/分）、血沉加快（＞30 mm/h）、血红蛋白下降（＜100 g/L）。

3. 根据病变范围分型

根据病变范围分为直肠炎、直肠乙状结肠炎、左半结肠炎、广泛性或全结肠炎。

4. 根据病情分型

根据病情分为活动期与缓解期。肠穿孔多与中毒性巨结肠有关；肠梗阻较少见，发生率远低于CD。

（四）并发症

1. 中毒性巨结肠

多发生于暴发型或重型患者。由于病变广泛而严重，累及肌层与肠肌神经丛，肠壁张力减弱，肠蠕动减慢，肠内容物与气体积聚，导致急性结肠扩张，一般以横结肠最严重。常因低钾、钡剂灌肠、不恰当地使用抗胆碱能药物而诱发。常表现为病情急剧恶化，毒血症明显，有高热、神志变化、脱水和电解质紊乱等症状，可出现鼓肠、肠鸣音消失等表现。白细胞计数显著升高。易引起急性肠穿孔，预后差。

2. 直肠、结肠癌变

多见于广泛性结肠炎、幼年起病且病程较长者。国内少见，国外报道起病20年和30年后癌变率分别为7.2%和16.5%。

3. 其他

可有肠出血、肠梗阻、瘘管形成、肛周脓肿及肠穿孔等症状。

三、辅助检查

（一）实验室检查

1. 血液检查

轻型患者血常规多正常。中、重型患者可表现为血红蛋白下降，活动期白细胞计数升高。血沉加快和C反应蛋白升高是活动期的标志。

2. 粪便检查

常规检查肉眼可见黏液脓血，镜检见红细胞和脓细胞。粪便病原学检查，如粪培养可排除感染性结肠炎，是本病诊断的一个重要步骤。

3. 自身抗体检测

抗中性粒细胞胞浆抗体（ANCA）与抗酿酒酵母抗体（ASCA），分别为溃疡性结肠炎和克罗恩病的相对特异性抗体，同时，检测这两种抗体有助于溃疡性结肠炎和克罗恩病的诊断和鉴别诊断。

（二）结肠镜和活组织检查

结肠镜和活组织检查是本病诊断和鉴别诊断的最重要手段之一。做全结肠及回肠末段进行检查，不仅可以直接观察黏膜的变化，还可取活组织检查，确定病变范围。镜下可见该病病变呈连续性、弥漫性分布，黏膜充血水肿，粗糙呈颗粒状，质脆，可有脓性分泌物，病变明显处可见糜烂或多发性浅溃疡；后期可有假息肉及桥状黏膜，结肠袋变浅、变钝或消失。

（三）X 线钡剂灌肠检查

结肠镜检查比 X 线钡剂灌肠检查准确，有条件者宜做结肠镜检查，有困难时再辅以 X 线检查。重型或暴发型患者不宜做钡剂灌肠检查，以免加重病情或诱发中毒性巨结肠。本病的 X 线征主要有：①黏膜粗乱和 /（或）颗粒样改变；②多发性浅溃疡；③结肠袋消失，肠壁变硬，肠管呈铅管状。

四、诊断和鉴别诊断

（一）诊断

诊断要点：①具有持续或反复发作的腹痛、腹泻、黏液脓血便；②伴有（或不伴有）不同程度的全身症状者；③常伴有多种自身免疫性疾病，血中可检测到自身抗体；④结肠镜和活组织检查、X 线钡剂灌肠发现溃疡病变；⑤可排除结肠的感染性或其他非感染性疾病。

（二）鉴别诊断

1. 慢性细菌性痢疾

患者常有急性菌痢病史，粪便检查可分离出痢疾杆菌，抗菌药物治疗有效。

2. 慢性阿米巴痢疾

病变主要侵犯右半结肠，溃疡口小而深，粪便检查或肠镜取活组织检查可找到溶组织阿米巴包囊或滋养体。抗阿米巴治疗有效。

3. 克罗恩病

本病可发生于食管至肛门的任何胃肠道。腹痛较重，常位于右下腹，便后腹痛不缓解，一般无黏液脓血便和里急后重，可有右下腹包块，易形成瘘管。结肠镜下见黏膜呈铺路石样改变，纵行或纵行溃疡。组织病理改变为节段性全壁炎，有裂隙状溃疡，非干酪性肉芽肿。

4. 肠易激综合征

肠易激综合征是一种以腹痛或腹部不适伴排便习惯改变为特征的功能性肠道疾病，经检查排除可引起这些症状的器质性疾病。其特点为粪便有黏液但无脓血，常规镜检正常，结肠镜检查无器质性病变征象。

五、治疗

治疗目的是控制发作，维持缓解，减少复发，防治并发症。

（一）一般治疗

轻型患者可劳逸结合，给予流质或半流质的少渣饮食，限制乳制品。重症患者应卧床休息，消除紧张感，暂禁食，给予完全胃肠道外营养，及时纠正水、电解质紊乱。慎用抗胆碱能等解痉药，以防诱发中毒性巨结肠。

（二）药物治疗

1. 活动期的治疗

（1）氨基水杨酸制剂：柳氮磺吡啶（SASP）是治疗轻、中度或经糖皮质激素治疗已有缓解的重度 UC 常用药物。该药口服后在结肠经肠菌分解为 5- 氨基水杨酸（5-ASA）和磺胺吡啶，前者是主要有效成分，可通过抑制免疫反应、抑制前列腺素合成等发挥抗炎作用。用法：1 ～ 1.5 g，口服，每日 4 次。新型制剂奥沙拉嗪、美沙拉嗪疗效与 SASP 相仿，且可以降低不良反应率，适宜于对 SASP 不能耐受者，灌肠剂适用于病变局限在直肠及乙状结肠者，栓剂适用于病变局限在直肠者。

（2）糖皮质激素：是重型和暴发型患者的首选药，对氨基水杨酸制剂疗效不佳的轻、中度患者也适用。其作用机制为非特异性抗炎和抑制免疫反应。一般给予口服泼尼松每日 0.75 ～ 1 mg/kg，每日最大剂量一般为 60 mg；重症患者先给予大剂量静脉滴注，如每日给予氢化可的松 300 mg 和甲泼尼龙 48 mg，7 ～ 10 日后改为每日口服泼尼松 60 mg。病情缓解后初期以每 1 ～ 2 周减少 5 mg，至 20 mg 后需适当延长减药时间至停药，在减量过程中加用 SASP 逐渐接替激素治疗，防止复发。病变局限在直肠和乙状结肠患者，可用琥珀酸钠氢化可的松（不能用氢化可的松醇溶制剂）100 mg 或地塞米松 5 mg 加生理盐水

100 mL 做保留灌肠，每晚 1 次。病变局限于直肠者也可用布地奈德泡沫灌肠剂 2 mg 保留灌肠，每晚 1 次，该药是以局部作用为主的糖皮质激素，故全身不良反应较少。

（3）免疫抑制剂：适用于对激素治疗效果不佳或对激素依赖的慢性持续型病例，加用这类药物后可逐渐减少激素用量甚至停用，常用硫唑嘌呤每日 1.5 ～ 2 mg/kg，分次口服，该类药显效时间需 3 ～ 6 个月，维持用药可至 3 年或以上。其严重不良反应主要是白细胞减少等骨髓抑制表现，应用时应进行严密监测。对硫唑嘌呤不耐受者可试换用甲氨蝶呤。对严重 UC 急性发作，静脉用糖皮质激素治疗无效时，可每日应用环孢素 2 ～ 4 mg/kg 静脉滴注，大部分患者可暂时缓解症状而避免急症手术。

（4）抗生素的应用：抗生素治疗对一般病例并无指征，仅用于重型、暴发型或有瘘管形成，有继发感染者。甲硝唑对肛周病变、环丙沙星对瘘有效。上述药物长期应用不良反应多，故临床上一般与其他药物联合短期应用，以增强疗效。

2. 缓解期的治疗

除初发病例、轻症远端结肠炎患者症状完全缓解后可停药观察外，所有患者症状完全缓解后均应维持治疗。氨基水杨酸制剂的维持量一般为控制发作治疗量的半量；如患者活动期缓解是由硫唑嘌呤所诱导，则仍用相同剂量该类药维持。维持治疗的疗程尚无一致意见，但一般认为至少要维持 3 ～ 5 年。

（三）对症治疗

及时纠正水、电解质紊乱；贫血者可输血；低蛋白血症者应补充白蛋白。病情严重者应禁食，并给予完全胃肠外营养治疗。

对腹痛、腹泻的对症治疗，要权衡利弊，使用抗胆碱能药物或止泻药，如地芬诺酯（苯乙哌啶）或洛哌丁胺宜慎重，重症患者应禁用，因有诱发中毒性巨结肠的危险。

（四）手术治疗

紧急手术指征为：并发大出血、肠穿孔及合并中毒性巨结肠经积极内科治疗无效且伴严重毒血症状者。择期手术指征：①并发结肠癌变；②内科治疗效果不理想而严重影响生活质量，或虽然用糖皮质激素可控制病情但糖皮质激素不良反应太大不能耐受者。一般采用全结肠切除加回肠肛门小袋吻合术。

六、预后和预防

（一）预后

本病经内科积极治疗后症状可缓解，但难以彻底治愈，易反复。轻型患者预后良好。急性暴发型、有并发症及年龄超过 60 岁者预后不良，但近年由于治疗水平提高，病死率已明显下降。慢性持续活动或反复发作频繁，预后较差，但如能合理选择手术治疗，亦有望恢复。病程漫长者癌变危险增加，应注意随访，推荐对病程 8 ～ 10 年以上的广泛性或全结肠炎和病程 30 ～ 40 年以上的左半结肠炎、直肠乙状结肠炎患者，应进行监测性结肠镜检查，每 2 年 1 次。

（二）预防

加强身体锻炼，养成良好的饮食习惯。多进食富含纤维的食物，注意保持排便通畅。病程长者注意结肠镜随访。

（姜斌）

第三节　克罗恩病

克罗恩病（CD）是一种慢性炎性肉芽肿性疾病。病变多见于末段回肠和邻近结肠，但从口腔至肛门各段消化道均可受累，呈节段性或跳跃式分布。临床上以腹痛、腹泻、体重下降、腹块、瘘管形成和肠梗阻为特点，可伴有发热等全身表现以及关节、皮肤、眼、口腔黏膜等肠外损害。发病多于 15 ～ 30 岁，男女无显著差别。

一、病理

克罗恩病的病理特点为：①病变呈节段性或跳跃性，而不呈连续性；②黏膜溃疡的特点为早期呈鹅口疮样溃疡，随后溃疡增大、融合，形成纵行溃疡和裂隙状溃疡，将黏膜分割呈鹅卵石样外观；③病变累及肠壁全层，肠壁增厚变硬，肠腔狭窄。

组织学上，克罗恩病的病理特点为：①非干酪性肉芽肿，由类上皮细胞和多核巨细胞构成，可发生在肠壁各层和局部淋巴结；②裂隙状溃疡，呈缝隙状，可深达黏膜下层甚至肌层；③肠壁各层炎症，伴固有膜底部和黏膜下层淋巴细胞聚集、黏膜下层增宽、淋巴管扩张及神经节炎，而隐窝结构大多正常，杯状细胞不减少。

肠壁全层病变致肠腔狭窄，可发生肠梗阻。溃疡穿孔引起局部脓肿，或穿透至其他肠段、器官、腹壁，形成内瘘或外瘘，肛周疾病，如肛周脓肿、肛瘘等是本病的常见病理改变。肠壁浆膜纤维素渗出、慢性穿孔均可引起肠黏连。

二、临床表现

起病大多隐匿，进展缓慢，从发病早期症状出现（如腹部隐痛或间歇性腹泻）至确诊往往需数个月至数年。病程呈慢性，长短不等的活动期与缓解期交替，反复发作中呈渐进性进展，有终身复发倾向。少数急性起病，可有高热、毒血症症状和急腹症表现，酷似急性阑尾炎或急性肠梗阻。腹痛、腹泻和体重下降三大症状是本病的主要临床表现。

（一）消化系统表现

1. 腹痛

腹痛为本病最常见症状，多位于右下腹或脐周，间歇性发作，常为痉挛性阵痛伴腹鸣，常于进餐后加重，排便或肛门排气后缓解。腹痛的发生可能与肠内容物通过炎症、狭窄肠段，引起局部痉挛有关。腹痛亦可由部分或完全性肠梗阻引起。出现持续性腹痛和明显压痛，提示炎症波及腹膜或腹腔内脓肿形成。全腹剧痛和腹肌紧张，提示病变肠段急性穿孔。

2. 腹泻

腹泻亦为本病常见症状，主要由病变肠段炎症渗出、蠕动增加及继发性吸收不良引起。腹泻先是间歇发作，病程后期可转为持续性。粪便多为糊状，一般无脓血和黏液。病变涉及下段结肠或肛门直肠者，可有黏液血便及里急后重。

3. 腹部包块

腹部包块见于10%～20%患者，由肠黏连、肠壁增厚、肠系膜淋巴结肿大、内瘘或局部脓肿形成所致。多位于右下腹与脐周。固定的腹块提示有黏连，多已有内瘘形成。

4. 瘘管形成

瘘管形成是CD的特征性临床表现，因透壁性炎性病变穿透肠壁全层至肠外组织或器官而成。瘘分内瘘和外瘘，前者可通向其他肠段、肠系膜、膀胱、输尿管、阴道、腹膜后等处，后者通向腹壁或肛周皮肤。肠段之间内瘘形成可致腹泻加重及营养不良。肠瘘通向的组织与器官因粪便污染可致继发性感染。外瘘或通向膀胱、阴道的内瘘均可见粪便和气体排出。

5. 肛门周围病变

肛门周围病变包括肛门周围瘘管、脓肿形成及肛裂等病变，见于部分患者，有结肠受累者较多见。有时这些病变可为本病的首发或突出的临床表现。

（二）全身表现

1. 发热

发热为本病常见的全身表现之一，与肠道炎症活动及继发感染有关。间歇性低热或中度热常见，少数呈弛张高热伴毒血症，与活动性肠道炎症及继发感染有关。

2. 营养障碍

营养障碍由慢性腹泻、食欲减退及慢性消耗等因素所致。主要表现为体重下降，还有贫血、低蛋白血症和维生素缺乏等表现。青春期前患者常生长发育迟滞。

（三）肠外表现

本病肠外表现与溃疡性结肠炎的肠外表现相似，但发生率较高。据统计，本病的肠外表现以口腔黏膜溃疡、皮肤结节性红斑、关节炎及眼病为常见，还包括肾结石、继发性肾脏淀粉样变、哮喘、儿童生长发育迟缓等表现。

三、临床分型

（一）根据临床分型

依疾病行为（B）分型，可分为非狭窄非穿透型（B1）、狭窄型（B2）、穿透型（B3）及伴有肛周病变（P）。各型可有交叉或互相转化。

（二）根据病变部位分型

根据病变部位分型，参考影像和内镜结果，可分为回肠末段（L1）、结肠（L2）、回结肠（L3）和上消化道（L4）。

（三）根据年龄分型

年龄≤ 16 岁（A1）；年龄为 17 ～ 40 岁（A2）；年龄＞ 40 岁（A3）。

（四）根据严重程度分型

根据主要临床表现的程度及并发症计算 CD 活动指数（CDAI），用于疾病活动期与缓解期区分、病情严重程度估计（轻、中、重度）和疗效评定。

四、并发症

肠梗阻最常见，其次是腹腔内脓肿，偶可并发急性穿孔或大量便血。直肠或结肠黏膜受累者可发生癌变。

五、实验室检查和其他检查

（一）实验室检查

贫血常见且常与疾病严重程度平行；活动期血沉加快、C 反应蛋白升高；周围血白细胞轻度升高见于活动期，但明显升高常提示合并感染。粪便隐血试验常呈阳性。人血白蛋白常有降低。

（二）影像学检查

较传统胃肠钡剂造影，CT 或磁共振小肠成像（MRE）可更清晰地显示小肠病变，主要可见内外窦道形成，肠腔狭窄、肠壁增厚、强化，形成“木梳征”和肠周围脂肪液化等征象。

MRE 是诊断 CD 复杂性瘘管和脓肿的重要手段，并能评价肛门内外括约肌的完整性。由于 MRE 无电离辐射，特别是对年轻及儿童 IBD 患者，更适宜作为长期随访手段。活动期 CD 表现为肠壁明显增厚（＞ 4 cm），肠黏膜明显强化并伴有分层改变，呈“双晕征”，即黏膜内环和浆膜外环明显强化，提示黏膜下水肿。早期肠壁增厚以肠系膜侧为重，称偏心性增厚，随着病情发展，对侧肠壁也明显增厚。胃肠钡剂造影及钡剂灌肠检查可见黏膜皱襞粗乱、纵行性溃疡或裂沟、鹅卵石征、假息肉、多发性狭窄或肠壁僵硬、瘘管形成等征象。由于肠壁增厚，可见填充钡剂的肠袢分离，提示病变呈节段性分布特征。腹部超声、CT、MRI 可显示肠壁增厚、腹腔或盆腔脓肿、包块等。

（三）内镜检查

胶囊内镜、结肠镜及推进式小肠镜可见阿弗他溃疡或纵行溃疡、肠腔狭窄或肠壁僵硬、炎性息肉，偶见瘘口等改变。病变之间黏膜外观正常，病变呈节段性、非对称性分布，周围呈鹅卵石样改变。胶囊内镜适用于 CD 早期、无肠腔狭窄时，否则可增加胶囊滞留的风险。少部分 CD 病变可累及上消化道，胃镜检查应列为 CD 常规检查，尤其伴有上消化道症状患者。

（四）活组织检查

内镜活检最好包括炎症与非炎症区域，以确定炎症是否节段分布，对诊断和鉴别诊断有重要价值。本病的典型病理组织学改变是非干酪性肉芽肿，阿弗他溃疡或裂隙状溃疡、固有膜慢性炎症细胞浸润、固有膜底部和黏膜下层淋巴细胞聚集、黏膜下层增宽、淋巴管扩张及神经节炎等。

六、诊断和鉴别诊断

（一）诊断

对慢性起病，反复发作性右下腹或脐周痛、腹泻、体重下降，特别是伴有肠梗阻、腹部压痛、腹块、肠瘘、肛周病变、发热等表现者，临床上应考虑本病。在充分排除各种肠道感染性或非感染性炎症疾病及肠道肿瘤后，可作出临床诊断。对初诊的不典型病例，应通过随访观察，逐渐明确诊断。

（二）鉴别诊断

1. 肠结核

肠结核多见肠外结核，溃疡呈不规则环形，结核菌素试验显示强阳性，抗结核治疗后症状有所改善，肠道病变好转。

2. 克罗恩病

克罗恩病一般无肠外结核，病程长，缓解与复发交替，可见瘘管、腹腔脓肿、肛周病变等症状，病变呈多节段性分布，溃疡纵行，呈裂沟状，抗结核治疗后无明显改善，抗酸杆菌染色阴性。

3. 肠淋巴瘤

肠淋巴瘤临床表现为非特异性的胃肠道症状，如腹痛、腹部包块、体重下降、肠梗阻、消化道出血等较为多见，发热少见，与 CD 鉴别有一定困难。如 X 线检查见一肠段内广泛侵蚀、呈较大的指压痕或充盈缺损，超声或 CT 检查肠壁明显增厚、腹腔淋巴结肿大，有利于淋巴瘤的诊断。淋巴瘤一般进展较快。小肠镜下活检或必要时手术探查可获病理确诊。

4. 急性阑尾炎

急性阑尾炎腹泻少见，常有转移性右下腹痛，压痛限于麦氏点，血常规检查白细胞计数增高更为显著 , 可资鉴别，但有时需开腹探查才能明确诊断。

5. 其他

血吸虫病、阿米巴肠炎、其他感染性肠炎 (如耶尔森菌、空肠弯曲菌、艰难梭菌等感染)、贝赫切特病、药物性肠病 (如非甾体抗炎药所致)、嗜酸性粒细胞性肠炎、缺血性肠炎、放射性肠炎、胶原性结肠炎、各种肠道恶性肿瘤以及各种原因引起的肠梗阻，在鉴别诊断中均需考虑。

七、治疗

CD 的治疗原则及药物应用与 UC 相似，但具体实施有所不同。5-ASA 应视病变部位选择，对 CD 的疗效逊色于 UC。糖皮质激素无效或依赖的患者在 CD 中多见，因此，免疫抑制剂、抗生素和生物制剂在 CD 的使用较为普遍。相当部分 CD 患者在患病过程中最终因并发症而需要手术治疗，但术后复发率高。

（一）内科治疗

1. 一般治疗

注意休息，进食易消化食物，适当给予叶酸、维生素 B_{12} 等多种维生素。重症患者酌用要素饮食或全胃肠外营养。腹痛、腹泻可酌情使用抗胆碱能药物或止泻药，合并感染者可静脉途径给予广谱抗生素。

2. 活动期治疗

（1）5-ASA：SASP 仅适用于病变局限在结肠的轻、中度患者。美沙拉嗪能在回肠末段、结肠定位释放，适用于轻度回结肠型及轻、中度结肠型患者。该类药物维持治疗的时间一般不少于 3 ～ 5 年，有的患者需终身维持，剂量为每日 2 ～ 4 g 或相当剂量的 5-ASA。由于 SASP 干扰叶酸吸收，宜同时每日服用叶酸 10 ～ 15 mg。

（2）糖皮质激素：对控制病情活动有较好疗效，适用于各型中至重度患者，以及上述对 5-ASA 无效的轻至中度患者和小肠病变者。应注意，有相当一部分患者表现为激素无效或依赖（减量或停药后短期复发），对这类患者应考虑加用免疫抑制剂。病变局限于左半结肠者，可用激素保留灌肠，布地奈德全身不良反应较少，可用于轻至中度小肠型或回结肠型患者，剂量为每次 3 mg，每日 3 次。若使用激素常用剂量超过 4 周，疾病仍处于活动期提示激素无效；若激素治疗有效后停用激素 3 个月内复发或激素治疗 3 个月后，泼尼松减量至每日 10 mg 复发者提示激素依赖。

（3）免疫抑制剂：硫唑嘌呤或巯嘌呤适用于对激素治疗无效或对激素依赖的患者，加用这类药物后可逐渐减少激素用量乃至停用。剂量为硫唑嘌呤每日 1.5 ～ 2.5 mg/kg 或巯嘌呤每日 0.75 ～ 1.5 mg/kg，该类药物达最大显效时间需 3 ～ 6 个月，维持用药可至 3 ～ 5 年或以上。甲氨蝶呤可试用于对硫唑嘌呤或巯嘌呤不耐受的患者，严重不良反应见于白细胞减少等骨髓抑制表现，应用时应进行严密监测。对硫唑嘌呤或巯嘌呤不耐受者可试换用甲氨蝶呤。

（4）抗菌药物：某些抗菌药物，如硝基咪唑类、喹诺酮类等药物应用于本病有一定疗效。甲硝唑对肛周病变、环丙沙星对瘘有效。上述药物长期应用不良反应多，故临床上一般与其他药物联合短期应用，以增强疗效。

（5）生物制剂：英夫利西单抗是一种抗 TNF-α 的人鼠嵌合体单克隆抗体，为促炎症细胞因子的拮抗剂，临床试验证明对传统治疗无效的活动性克罗恩病有效，重复治疗可取得长期缓解，近年已在临床使用。

3. 缓解期治疗

用 5-ASA 或糖皮质激素取得缓解者，可用 5-ASA 维持缓解，剂量与诱导缓解的剂量相同。因糖皮质激素无效 / 依赖而加用硫唑嘌呤或巯嘌呤取得缓解者，继续以相同剂量硫唑嘌呤或巯嘌呤维持缓解。使用英夫利西单抗取得缓解者推荐继续定期使用以维持缓解；维持缓解治疗用药时间可至 3 年以上。

（二）手术治疗

手术后复发率高，故手术适应证主要是针对并发症，包括完全性肠梗阻、瘘管、腹腔脓肿、急性穿孔及不能控制的大量出血等，以及顽固性病例经内科治疗无效而病情危及生命或严重影响患者生存质量者。术前术后均应配合药物治疗以控制疾病活动或复发。

八、预后

本病可经治疗好转，也可自行缓解。但多数患者反复发作，迁延不愈，其中部分患者在其病程中因出现并发症而进行手术治疗，预后较差。

（刘干明）

第九章　原发性肾小球疾病

肾小球疾病是一组以血尿、蛋白尿、水肿、高血压、肾功能损害等为主要临床表现，病变通常累及双侧肾小球的常见疾病。其病因、发病机制、病理改变、病程和预后不尽相同。根据病因可分为原发性、继发性和遗传性三大类。原发性肾小球疾病是指病因不明者；继发性肾小球疾病是指继发于全身性疾病的肾小球损害，如狼疮肾炎、糖尿病肾病等；遗传性肾小球疾病是指遗传基因突变所致的肾小球疾病，如 Alport 综合征等。

第一节　原发性肾小球疾病概述

一、原发性肾小球疾病的分型

（一）临床分型

原发性肾小球疾病根据临床表现分为相应的临床综合征，一种综合征常包括多种不同类型的疾病或病理改变，如急性肾小球肾炎，急进性肾小球肾炎，慢性肾小球肾炎，无症状性血尿和 /（或）蛋白尿，肾病综合征（nephrotic syndrome）。

（二）病理分型

肾小球疾病病理分型的基本原则是病变累及的范围和病变累及的面积。根据病变累及的范围可分为局灶性病变（累及肾小球数＜ 50％）和弥漫性病变（累及肾小球数≥ 50％）；根据病变累及的面积可分为节段性病变（累及血管袢的面积＜ 50％）和球性病变（累及血管袢的面积≥ 50％）。

1. 肾小球轻微病变

肾小球轻微病变包括微小病变型肾病（MCD）。

2. 局灶节段性肾小球病变

局灶节段性肾小球病变包括局灶节段性肾小球硬化（FSGS）和局灶性肾小球肾炎。

3. 弥漫性肾小球肾炎

（1）膜性肾病（MN）。

（2）增生性肾炎：①系膜增生性肾小球肾炎；②毛细血管内增生性肾小球肾炎；③系膜毛细血管性肾小球肾炎，包括膜增生性肾小球肾炎（MPGN）Ⅰ型和Ⅲ型；④致密物沉积性肾小球肾炎，又称为膜增生性肾小球肾炎Ⅱ型；⑤新月体性肾小球肾炎。

（3）硬化性肾小球肾炎。

4. 未分类的肾小球肾炎

肾小球疾病的临床和病理类型之间存在一定联系，但两者之间没有必然的对应关系，即相同的临床表现可来源于不同的病理类型，而同一病理类型又可呈现出不同的临床表现。因此，肾活检是确定肾小球疾病病理类型和病变程度的必需手段，而正确的病理诊断又必须与临床密切结合。

二、发病机制

原发性肾小球疾病的发病机制尚未完全明确。多数肾小球疾病是免疫介导性炎症疾病。一般认为，免疫反应是肾小球疾病的始动机制，在此基础上炎症介质（如补体、细胞因子、活性氧等）参与，最后导致肾小球损伤并产生临床症状。在肾小球疾病的慢性进展过程中也有非免疫、非炎症机制参与。此外，遗传因素也在肾小球疾病的易感性、疾病的严重性和治疗反应方面起重要作用。

（一）免疫反应

免疫反应包括体液免疫和细胞免疫。体液免疫，如循环免疫复合物（CIC）、原位免疫复合物以及自身抗体在肾小球疾病发病机制中的作用已得到了公认；细胞免疫在某些类型的肾小球疾病中的作用也得到了重视。

1. 体液免疫

（1）循环免疫复合物沉积：某些外源性抗原（如致肾炎链球菌的某些成分）或内源性抗原（如 DNA 的降解产物）可刺激机体产生相应抗体，在血液循环中形成 CIC，并在某些情况下沉积于肾小球或为肾小球所捕捉，激活相关的炎症介质而致肾小球损伤。多个抗原抗体分子形成网络样结构、单核 - 巨噬细胞系统吞噬功能和 /（或）肾小球系膜清除功能降低、补体成分或功能缺陷等原因使 CIC 易沉积于肾小球而致病。CIC 在肾小球内的沉积主要位于系膜区和 /（或）内皮下。

（2）原位免疫复合物形成：血液循环中游离抗体（或抗原）与肾小球固有抗原［如肾小球基底膜（GBM）抗原或足细胞的抗原］或种植于肾小球的外源性抗原（或抗体）相结合，在肾脏局部形成免疫复合物，并导致肾脏损伤。原位免疫复合物的沉积主要位于 GBM 上皮细胞侧。除经典的抗 GBM 肾炎外，特发性膜性肾病（IMN）也是一种主要由原位免疫复合物介导的疾病。肾小球足细胞上的 M 型磷脂酶 A2 受体是 IMN 的主要抗原，循环中抗磷脂酶 A2 受体特异性抗体与其相结合形成原位免疫复合物，激活补体导致足细胞损伤、蛋白尿。

（3）自身抗体：如抗中性粒细胞胞浆抗体（ANCA）可以通过与中性粒细胞、血管内皮细胞以及补体活化的相互作用引起肾小球的免疫炎症反应，导致典型的寡免疫复合物沉积性肾小球肾炎。

2. 细胞免疫

细胞免疫在肾小球肾炎发病机制中的作用已为许多学者所重视。肾炎动物模型及部分人类肾小球肾炎均提供了细胞免疫的证据。急进性肾小球肾炎，在早期肾小球内常可发现较多的单核 - 巨噬细胞浸润；微小病变型肾病，在肾小球内没有体液免疫参与的证据，而主要表现为 T 细胞功能异常，且体外培养发现本病患者淋巴细胞可释放血管通透性因子，导致肾小球足细胞足突融合。至于细胞免疫是否直接导致肾小球肾炎还缺乏足够证据。

（二）炎症反应

免疫反应需引起炎症反应才能导致肾小球损伤及其临床症状。炎症介导系统可分为炎症细胞和炎症介质两大类，炎症细胞可产生炎症介质，炎症介质又可趋化、激活炎症细胞，各种炎症介质间又相互促进或制约，形成一个十分复杂的网络关系。

1. 炎症细胞

炎症细胞主要包括中性粒细胞、单核 - 巨噬细胞、致敏 T 淋巴细胞、嗜酸性粒细胞及血小板等。炎症细胞可产生多种炎症介质，造成肾小球炎症病变。近年发现肾小球固有细胞（如系膜细胞、内皮细胞和足细胞）具有多种免疫球蛋白和炎症介质的受体，也能分泌多种炎症介质和细胞外基质（ECM），它们在免疫介导性肾小球炎症中并非单纯的无辜受害者，而有时是主动参与者，肾小球细胞的自分泌、旁分泌在肾小球疾病发生、发展中具有重要意义。

2. 炎症介质

近年发现，一系列具有致炎作用的炎症介质能在肾小球疾病的发病机制中发挥了重要作用。炎症介质可通过收缩或舒张血管影响肾脏局部的血流动力学，可分别作用于肾小球及间质小管等不同细胞，通过影响细胞的增殖、自分泌和旁分泌，影响 ECM 的聚集和降解，从而介导炎症损伤及其硬化病变。

（三）非免疫因素

免疫介导性炎症在肾小球疾病的发病机制中起主要作用和 /（或）起始作用，在慢性进展过程中存在非免疫机制参与，主要包括肾小球毛细血管内高压力、蛋白尿、高脂血症等，这些因素有时成为病变持续、恶化的重要原因。肾实质损害后，剩余的健存肾单位可产生血流动力学变化，导致肾小球毛细血管内压力升高，导致肾小球硬化。此外，大量蛋白尿是肾小球病变进展的独立致病因素，高脂血症也是加重肾小球损伤的重要因素之一。

三、临床表现

（一）蛋白尿

正常的肾小球滤过膜允许分子量小于 2 万～ 4 万道尔顿的蛋白质顺利通过，因此，肾小球滤过的原尿中主要为小分子蛋白质（如溶菌酶、β_2- 微球蛋白、轻链蛋白等），白蛋白（分子量 6.9 万道尔顿）及分子量更大的免疫球蛋白含量较少。经肾小球滤过的原尿中 95% 以上的蛋白质被近曲小管重吸收，故正常人终尿中蛋白质含量极低（通常每日低于 150 mg/d），其中约一半蛋白成分来自远曲小管和髓袢升支分泌的 Tamm-Horsfall 蛋白及尿道其他组织蛋白；另一半蛋白成分为白蛋白、免疫球蛋白、轻链蛋白、β_2- 微球蛋白和多种酶等血浆蛋白。正常人尿中因蛋白质含量低，临床上尿常规蛋白定性试验不能测出。当尿蛋白每日超过 150 mg，尿蛋白定性阳性时，称为蛋白尿。若尿蛋白量每日超过 3.5 g，则称为大量蛋白尿。

肾小球滤过膜由肾小球毛细血管内皮细胞、基底膜和脏层上皮细胞（足细胞）构成，滤过膜屏障作用包括：①分子屏障，肾小球滤过膜仅允许较小的蛋白质分子通过；②电荷屏障，内皮及足细胞膜含涎蛋白，而基底膜含硫酸类肝素，使肾小球滤过膜带负电荷，通过同性电荷相斥原理，阻止带负电荷的血浆蛋白（如白蛋白）滤过。上述任一屏障的损伤均可引起蛋白尿，肾小球性蛋白尿常以白蛋白为主。光镜下肾小球结构正常的微小病变型肾病患者大量蛋白尿主要为电荷屏障损伤所致；当分子屏障被破坏时，尿中还可出现除白蛋白外更大分子的血浆蛋白，如免疫球蛋白、C3 等，提示肾小球滤过膜有较严重的结构损伤。

（二）血尿

离心后尿沉渣镜检每高倍视野红细胞超过 3 个为显微镜下血尿，1 L 尿中含 1 mL 血即呈现肉眼血尿。肾小球疾病特别是肾小球肾炎，其血尿常为无痛性、全程性血尿，可呈镜下或肉眼血尿，常为持续性或间发性。血尿可分为单纯性血尿，也可伴有蛋白尿、管型尿，如血尿患者伴有较大量蛋白尿和 /（或）管型尿（特别是红细胞管型），多提示为肾小球源性血尿。

以下两项检查可有效区分血尿来源：①新鲜尿沉渣相差显微镜检查，变形红细胞尿为肾小球源性，均一形态正常的红细胞尿为非肾小球源性。但是当肾小球病变严重时（如新月体形成）也可出现均一形态正常的红细胞尿。②尿红细胞容积分布曲线，肾小球源性血尿常呈非对称曲线，其峰值红细胞容积小于静脉峰值红细胞容积；非肾小球源性血尿常呈对称性曲线，其峰值红细胞容积大于静脉峰值红细胞容积。

肾小球源性血尿产生的主要原因为GBM断裂，红细胞通过该裂缝时受血管内压力挤压而受损，受损的红细胞之后通过肾小管各段又因不同渗透压和pH作用，呈现变形红细胞血尿，红细胞容积变小，甚至破裂。

（三）水肿

肾性水肿的基本病理生理改变为水、钠潴留。肾小球疾病时水肿可分为两大类：①肾病性水肿，主要由于长期、大量蛋白尿造成血浆蛋白过低，血浆胶体渗透压降低，液体从血管内渗入组织间隙，产生水肿；同时，由于有效血容量减少，刺激肾素-血管紧张素-醛固酮系统、抗利尿激素分泌增加，肾小管重吸收水、钠增多，进一步加重水肿。此外，近年的研究提示，某些原发于远端肾单位的水、钠潴留因素可能在肾病性水肿上起一定作用，这种作用独立于肾素-血管紧张素-醛固酮系统。②肾炎性水肿，主要是由于肾小球滤过率（GFR）下降，而肾小管重吸收功能基本正常造成“球-管失衡”和肾小球滤过分数（肾小球滤过率/肾血浆流量）下降，导致水、钠潴留。肾炎性水肿时，血容量常增加，伴肾素-血管紧张素-醛固酮系统活性抑制、抗利尿激素分泌减少，因高血压、毛细血管通透性升高等因素而使水肿持续和加重。肾病性水肿组织间隙蛋白含量低，水肿多从下肢部位开始；而肾炎性水肿组织间隙蛋白含量高，水肿多从眼睑、颜面部开始。

（四）高血压

肾小球疾病常伴高血压，慢性肾衰竭患者90%出现高血压。持续存在的高血压会加速肾功能恶化。肾小球疾病高血压的发生机制：①水、钠潴留，血容量增加引起容量依赖性高血压；②肾素分泌增多，肾实质缺血刺激肾素-血管紧张素分泌增加，小动脉收缩，外周阻力增加，引起肾素依赖性高血压；③肾内降压物质分泌减少，肾实质损害时，肾内前列腺素系统、激肽释放酶-激肽系统等降压物质生成减少，也是引发肾性高血压的原因之一。此外，一些其他因素，如心房利钠肽、交感神经系统和其他内分泌激素等均直接或间接地参与肾性高血压的发生。肾小球疾病所致的高血压多数为容量依赖型，少数为肾素依赖型。但两型高血压常混合存在，有时很难区分。

（五）肾功能异常

部分急性肾小球肾炎可有一过性的氮质血症或急性肾损伤，急进性肾小球肾炎常出现肾功能急剧恶化；慢性肾小球肾炎患者随着病程进展，常出现不同程度的肾功能损害，部分患者最终进展至终末期肾病。

（李红亮）

第二节　急性肾小球肾炎

急性肾小球肾炎（AGN），简称急性肾炎，是以急性肾炎综合征为主要临床表现的一种疾病。患者急性起病，临床表现主要为血尿、蛋白尿、水肿和高血压，并可出现一过性的肾功能不全。本病常见于链球菌感染后，好发于儿童及青少年，男性发病率高于女性，为（2～3）：1，冬春季发病较多见。

一、病因和发病机制

（一）病因

（1）本病常由β-溶血性链球菌“致肾炎菌株”（常见为A组12型和49型等）感染所致，常发生在上呼吸道感染（如扁桃体炎）、猩红热、皮肤化脓性感染（如脓疱疮）等链球菌感染后。感染的轻重与急性肾小球肾炎是否发生及病变的轻重无关。

（2）葡萄球菌、肺炎球菌、乙肝病毒、疟原虫等感染后也可引起本病。

（二）发病机制

本病由感染后诱发的免疫反应引起。链球菌的致病抗原是胞质成分（内链素）或分泌蛋白（外毒素B及其酶原前体），诱发免疫反应后可通过循环免疫复合物沉积于肾小球或种植于肾小球的抗原与循环中的特异抗体相结合形成原位免疫复合物而致病。肾小球基底膜损害后，红细胞、白细胞和血浆蛋白等溢至尿液中，导致出现血尿、蛋白尿、管型尿；肾小球毛细血管袢阻塞，GFR下降，而肾小管重吸收功能基本正常，导致出现少尿、高血压、水肿等。

二、病理

肾脏体积较正常增大，病变主要累及肾小球。病变类型为毛细血管内增生性肾小球肾炎。光镜下通常为弥漫性肾小球病变，可见肾小球毛细血管内皮细胞和系膜细胞增殖肿胀，并有中性粒细胞和单核细胞浸润。肾小管病变多不明显，但肾间质可有水肿和灶状炎性细胞浸润。电镜下可见基底膜上皮细胞侧有呈驼峰状的大块电子致密物沉积。免疫病理检查可见颗粒状IgG与C3沿肾小球毛细血管壁和/（或）系膜区沉积。

三、临床表现

（一）前驱表现

发病前 1 ～ 3 周常有上呼吸道感染（如扁桃体炎、咽峡炎等）以及皮肤感染（如丹毒、脓疱疮等）等链球菌感染史。

（二）肾炎综合征表现

1. 水肿

80％以上的患者有水肿，常为起病的初发表现，典型患者常表现为晨起颜面及眼睑水肿，或伴有下肢轻度凹陷性水肿。

2. 高血压

约 80％的患者有一过性轻、中度高血压，常与水、钠潴留有关，利尿后血压可逐渐降至正常。少数患者出现严重高血压，甚至发生高血压脑病。

3. 尿异常

（1）血尿：几乎全部患者都有肾小球源性血尿，轻重不等，约 30％的患者有肉眼血尿，常为首发症状或患者就诊的原因。肉眼血尿常于数天后转为镜下血尿，而镜下血尿常可持续数月，一般在 6 个月内消失。

（2）蛋白尿及管型尿：多为轻、中度蛋白尿，少数（小于 20％）可出现大量蛋白尿。尿沉渣检查除红细胞外，可见颗粒管型和红细胞管型；早期可见白细胞和上皮细胞稍增多。

（3）尿量减少：因 GFR 下降，水、钠潴留而导致尿量减少（常为每日 400 ～ 700 mL），少数患者甚至出现少尿。

4. 肾功能损害

常为一过性，表现为血肌酐轻度升高，多于 1 ～ 2 周后逐渐恢复正常。极少数患者可出现急性肾衰竭。

5. 充血性心力衰竭

老年人多见，严重水、钠潴留和高血压为主要的诱发因素，患者可有颈静脉怒张、奔马律和急性肺水肿等表现，常需进行紧急处理。

四、辅助检查

（一）尿常规检查

绝大多数患者有镜下血尿，尿沉渣中可见白细胞，并常有红细胞管型、颗粒管型，尿蛋白多为 + ～ ++。

（二）血液检查

发病早期患者血清总补体活性（CH50）与 C3 可明显下降，6 ～ 8 周内逐渐恢复正常。70%～ 90%的患者血清抗链球菌溶血素 O 抗体（ASO）滴度可升高，提示近期内曾有过链球菌感染。

（三）肾功能检查

部分患者可有肾小球滤过功能一过性受损，表现为血肌酐、血尿素氮轻度升高。1 ～ 2 周后随着尿量增加，肾功能逐渐恢复正常。

五、诊断和鉴别诊断

（一）诊断

诊断要点：①起病前 1 ～ 3 周有上呼吸道、皮肤等处链球菌感染史；②出现血尿、蛋白尿、水肿和高血压，甚至出现少尿及肾功能不全等急性肾炎综合征表现；③辅助检查可见尿液检查异常及血清补体降低；④必要时进行肾活检可明确诊断。

（二）鉴别诊断

1. 以急性肾炎综合征起病的肾小球疾病

（1）其他病原体感染后急性肾炎：病毒、寄生虫及除链球菌外的多种细菌感染均可引起急性肾炎。目前较常见于多种病毒（如水痘 - 带状疱疹病毒、EB 病毒、流感病毒等），感染初期或感染后 3 ～ 5 天即可发病，病毒感染后急性肾炎多数临床表现较轻，不伴有血清补体降低，水肿和高血压较少见，肾功能一般正常，临床过程自限。

（2）系膜毛细血管性肾小球肾炎：其临床表现以急性肾炎综合征伴肾病综合征为特点，无自愈性。50%～ 70%的患者会持续性补体降低，8 周内不恢复。

（3）IgA 肾病：常于呼吸道感染后数小时至数天出现血尿、蛋白尿，血清补体正常，血中 IgA 常升高，本病常反复发作，无自愈倾向。

2. 急进性肾小球肾炎

起病常与急性肾小球肾炎相似，但症状严重，短时间内出现少尿或无尿，肾功能急剧恶化，肾活检可见广泛新月体形成，有助于鉴别诊断。

3. 慢性肾小球肾炎急性发作

与急性肾炎的主要区别是：①感染后至出现类似急性肾炎症状的时间（潜伏期）短，仅 1 ～ 5 天；②贫血、低蛋白血症、肾功能损害均较明显；③影像学检查显示双肾体积缩小。

4. 继发性肾损害

系统性红斑狼疮肾炎与过敏性紫癜肾炎等可呈现急性肾炎综合征。前者常有全身多器官、多系统受累表现，后者常有皮肤紫癜、腹痛或关节痛等，必要时进行肾活检，不难鉴别。

六、治疗

本病治疗以休息和对症治疗为主。急性肾衰竭患者可予以透析治疗，待其自然恢复。本病为自限性疾病，不宜使用糖皮质激素及细胞毒药物治疗。

（一）一般治疗

1. 休息

急性期应卧床休息，待肉眼血尿消失、血压恢复正常、水肿消退后可下床逐步增加活动量，但应避免劳累和进行剧烈运动。

2. 饮食

急性期应给予低盐饮食，钠盐每日摄入量应小于 3 g。肾功能正常者不需限制蛋白质的摄入，如出现氮质血症应限制蛋白质的摄入，一般要求为每日摄入 0.6 mg/kg，并以优质动物蛋白为主。

3. 维持水、电解质平衡

少尿及水肿明显者应注意控制液体入量，高血钾者应限制钾盐的摄入。

（二）控制感染灶

由于本病主要为链球菌感染后的免疫反应所致，急性肾炎发作时感染灶多数已经得到了控制。因此，以往主张病初注射青霉素 10 ～ 14 天（过敏者可用红霉素、林可霉素等），但其必要性现有争议。对于反复发作的慢性扁桃体炎，待病情稳定后（尿蛋白少于“+”，尿沉渣红细胞少于 10 个 /HP）可考虑进行扁桃体摘除手术。

（三）对症治疗

1. 利尿

经限水、限盐后，水肿仍明显者或伴有高血压者可给予呋塞米（速尿）口服，必要时静脉注射。

2. 降压

休息、控制水盐及利尿治疗后血压仍控制不理想者，可加用降压药物，如血管紧张素转化酶抑制剂（ACEI）、钙离子通道阻滞剂（CCB）等。

3. 急性心衰的治疗

水、钠潴留是主要诱发因素，可静脉注射呋塞米以快速利尿；用硝普钠或硝酸酯类减轻心脏负荷；给予毛花苷 C 增强心肌收缩力等。

（四）透析治疗

少数发生急性肾衰竭且有透析指征（血钾＞ 6.5 mmol/L，pH ＜ 7.15，容量负荷过重对利尿剂无效，心包炎，严重脑病等）者，应及时给予透析治疗，以使其度过急性期。因本病有自愈倾向，一般不需长期维持透析。

七、预后和预防

（一）预后

本病为自限性疾病，绝大多数患者预后良好，90%的患者在数月内可临床治愈，少数患者会转为慢性肾炎，极少数（＜ 1%）重症患者会出现急性肾衰竭。老年人，高血压、大量蛋白尿、肾脏病理损害严重者预后较差。

（二）预防

积极预防链球菌感染。应做好呼吸道隔离，防止猩红热、化脓性扁桃体炎等传播；保持皮肤清洁，预防脓疱病。一旦发生链球菌感染，应及早给予有效抗生素治疗。

（李红亮）

第三节　急进性肾小球肾炎

急进性肾小球肾炎（RPGN），即急进性肾炎，是在急性肾炎综合征基础上，肾功能快速进展，病理类型为新月体肾炎的一组疾病。

一、病因和发病机制

根据免疫病理，RPGN 可分为 3 型，每型病因和发病机制各异：① I 型，又称抗肾小球基底膜型，因抗 GBM 抗体与 GBM 抗原结合诱发补体活化而致病。② II 型，又称免疫复合物型，因循环免疫复合物在肾小球沉积或原位免疫复合物形成而致病。③III型，为少免疫沉积型，肾小球内无或仅微量免疫球蛋白沉积。多与 ANCA 相关小血管炎相关。

约半数 RPGN 患者有前驱上呼吸道感染病史。RPCN Ⅰ型可能与接触某些有机化学溶剂、碳氢化合物，如汽油等密切相关。丙硫氧嘧啶和肼屈嗪等可引起 RPGN Ⅲ型。

二、病理

肾脏体积常增大，病理类型为新月体肾炎。光镜下多数（50%以上）肾小球大新月体形成（占肾小球囊腔 50%以上），病变早期为细胞新月体，后期为纤维新月体。另外，Ⅱ型常伴有肾小球毛细血管内皮细胞和系膜细胞增生，Ⅰ型和Ⅲ型可见肾小球节段性纤维素样坏死。免疫病理学检查是分型的主要依据，Ⅰ型 IgG 及 C3 呈线条状沿肾小球毛细血管壁分布；Ⅱ型 IgG 及 C3 呈颗粒状或团块状沉积于系膜区及毛细血管壁；Ⅲ型肾小球内无或仅有微量免疫沉积物。电镜下Ⅱ型可见电子致密物在系膜区和内皮下沉积，Ⅰ型和Ⅲ型无电子致密物。

三、临床表现和实验室检查

我国以Ⅱ型略为多见。Ⅰ型好发于中青年，Ⅲ型常见于中老年人，男性略多。

由于起病急，病情进展迅速，在急性肾炎综合征基础上，早期出现少尿或无尿，肾功能快速进展乃至尿毒症。患者可伴有不同程度贫血，Ⅱ型约半数伴肾病综合征，Ⅲ型常有发热、乏力、体重下降等系统性血管炎的表现。

免疫学检查主要有抗 GBM 抗体阳性（Ⅰ型）和 ANCA 阳性（Ⅲ型）。此外，Ⅱ型患者的血液循环免疫复合物及冷球蛋白可呈阳性，并可伴血清 C3 降低。

四、诊断和鉴别诊断

急性肾炎综合征伴肾功能急剧恶化均应怀疑本病，并及时进行肾活检以明确诊断。急进性肾炎应与下列疾病相鉴别：

（一）引起急性肾损伤的非肾小球疾病

1. 急性肾小管坏死

常有明确的肾缺血（如休克、脱水）和中毒（如肾毒性抗生素）等诱因，实验室检查以肾小管损害为主（如尿钠增加、低比重尿及低渗透压尿）。

2. 急性过敏性间质性肾炎

患者通常有用药史或药物过敏反应（如低热、皮疹），血和尿嗜酸性粒细胞增加等，必要时需进行肾活检以明确诊断。

3. 梗阻性肾病

常突发无尿，影像学检查可协助确诊。

（二）引起急进性肾炎综合征的其他肾小球疾病

1. 继发性急进性肾炎

肺出血 - 肾炎综合征、系统性红斑狼疮（SLE）、过敏性紫癜肾炎均可引起新月体肾炎，依据系统受累的临床表现和特异性实验室检查可以鉴别。

2. 原发性肾小球疾病

重症急性肾炎或重症膜增生性肾炎也可发生急性肾损伤，但肾脏病理不一定为新月体肾炎，肾活检可明确诊断。

五、治疗

应及时作出病因诊断和免疫病理分型，尽早开始强化免疫抑制治疗。

（一）强化疗法

1. 血浆置换疗法

每日或隔日 1 次，每次置换血浆 2 ～ 4 L，直到血清自身抗体（如抗 GBM 抗体、ANCA）转阴，一般需 7 次以上。适用于Ⅰ型和Ⅲ型。此外，对于肺出血的患者，首选血浆置换。

2. 甲泼尼龙冲击

甲泼尼龙 0.5 ～ 1.0 g 静脉滴注，每日或隔日 1 次，3 次为一个疗程。一般需要 1 ～ 3 个疗程。该疗法主要适用Ⅱ、Ⅲ型。

上述强化疗法需配合糖皮质激素（每日口服泼尼松 1 mg/kg，6 ～ 8 周后渐减）及细胞毒性药物（每日环磷酰胺口服 2 ～ 3 mg/kg，或每个月静脉滴注 0.6 ～ 0.8 g，累积量一般不超过 8 g）。

（二）支持对症治疗

凡是达到透析指征者，应及时透析。对强化治疗无效的晚期病例或肾功能已无法逆转者，则有赖于长期维持透析。肾移植应在病情静止半年，特别是Ⅰ型患者血中抗 GBM 抗体转阴后半年进行。

六、预后

及时明确的诊断和早期强化治疗可改善预后。影响预后的主要因素：①免疫病理类型，Ⅲ型较好，Ⅰ型差，Ⅱ型居中；②早期强化治疗，少尿，血肌酐＞ 600 μmol/L，病理显示广泛慢性病变时预后差；③老年患者预后相对较差。

（梁慧）

第四节 慢性肾小球肾炎

慢性肾小球肾炎，简称慢性肾炎，是一组由多种病因引起，起病隐匿，病情迁延，临床表现为不同程度的蛋白尿、血尿、水肿、高血压及肾功能异常的肾小球疾病。

一、病因和发病机制

慢性肾炎多数病因不明确，仅少数由急性肾炎发展所致。其发病机制主要与免疫炎症损伤有关。

二、病理

慢性肾炎常见的病理类型有系膜增生性肾炎、系膜毛细血管性肾炎、膜性肾病及局灶节段性肾小球硬化等，后期表现为不同程度的肾小球硬化、肾小管萎缩、肾间质纤维化。

三、临床表现

慢性肾炎可发生于任何年龄，以中青年为主，男性多见。多数患者起病隐匿，病程冗长，病情进展缓慢。临床表现呈多样性，个体间差异较大。

（1）全身症状：早期可出现乏力、食欲缺乏、疲倦、腰痛、失眠等症状。

（2）水肿：部分患者可出现不同程度的水肿。

（3）蛋白尿及血尿：多数患者尿检异常，有不同程度的蛋白尿、血尿及管型尿。

（4）高血压：部分患者伴有血压升高，如血压控制不良，肾功能恶化较快，预后较差。

（5）肾功能不全：部分患者出现肾功能不全，常因感染、劳累、脱水或使用肾毒性药物后病情呈急性发作或病情急骤恶化。多数患者肾功能呈慢性进行性损害，进展快慢主要与病理类型相关，也与治疗措施是否合理有关。

四、诊断和鉴别诊断

凡具有血尿、蛋白尿，伴有或不伴有水肿及高血压病史 3 个月以上者，无论肾功能是否异常均可考虑此病，需排除继发性肾小球肾炎及遗传性肾小球肾炎等。

慢性肾炎应与下列疾病相鉴别。

（1）继发性肾小球疾病：如狼疮肾炎、过敏性紫癜肾炎、糖尿病肾病等，根据相应的临床表现及实验室检查，一般不难鉴别。

（2）无症状性血尿和 /（或）蛋白尿：临床表现为无症状性血尿和 /（或）蛋白尿，每日尿蛋白定量常小于 1 g/d，无水肿、高血压和肾功能减退。

（3）Alport 综合征：常见于青少年，可有眼（如球形晶状体等）、耳（如感音神经性耳聋）、肾（如血尿、蛋白尿及肾功能异常），并有家族史（多为 X 连锁显性遗传）。

（4）原发性高血压肾损害：多发生于 40 岁以上人群，先有数年高血压，之后出现少量蛋白尿，但持续性血尿较少见，肾小管功能减退出现较早且突出，肾损害程度常与心脑病变一致。

五、治疗

慢性肾炎的治疗目的是防止和延缓肾功能进行性恶化、改善临床症状及防治心脑血管并发症，因此常常强调综合性治疗。

（一）一般治疗

注意休息，避免加重因素，如劳累、感染、妊娠及服用肾毒性药物等。

（二）饮食治疗

应根据肾功能情况决定蛋白摄入量，肾功能正常者，蛋白质摄入量为每日 0.8 ～ 1.0 g/kg；肾功能异常者，应给予优质低蛋白饮食，蛋白质摄入量每日应低于 0.6 g/kg。有水肿与高血压的患者，应限制食盐摄入。

（三）控制血压

控制血压是防止疾病进展的重要治疗措施。力争把血压控制在 130/80 mmHg 以下。

（四）减少尿蛋白

控制蛋白尿可以延缓疾病的进展。为此，可选用下列药物。

1.ACEI 与血管紧张素 II 受体拮抗剂（ARB）的应用

ACEI 与 ARB 除具有降压作用外，还有减少尿蛋白和延缓肾功能进展的肾脏保护作用。用药时应注意以下几点：①双侧肾动脉狭窄患者禁用，一侧肾动脉狭窄或（和）血肌酐（Scr）＞ 265 μmol/L 的非透析患者慎用，因其可能使肾小球滤过率进一步降低而引起肾功能急剧恶化，进一步损害残余肾功能；② ACEI 易引起刺激性干咳，ARB 较少，因服用 ACEI 引起干咳可改用 ARB；③慎与保钾利尿剂合用，高钾血症者禁用。

2. 激素及细胞毒性药物的应用

由于慢性肾炎病因、病理改变、临床表现和肾功能等变异较大，是否应用此类药物应区别对待。一般不主张积极应用，如果患者蛋白尿较多，肾功能正常或仅轻度受损，而且无禁忌证者，可结合病理学表现试用，但无效者应逐步撤去。

六、预后

慢性肾炎病情迁延，呈持续进行性进展，最终将发展至慢性肾衰竭。其进展速度主要取决于肾脏病理类型，同时也与治疗是否合理等有关。

（梁慧）

第十章　头痛

头痛是临床常见的症状，通常指局限于头颅上半部，包括眉弓、耳轮上缘和枕外隆突连线以上部位的疼痛。头痛大致可分为原发性和继发性两类。前者不能归因于某一确切病因，也可称为特发性头痛，常见的如偏头痛、紧张型头痛；后者由某些疾病诱发，病因可涉及各种颅内病变，如脑血管疾病、颅内感染、颅脑外伤和全身性疾病等。

头痛的发病机制复杂，主要是由于颅内、外痛敏结构内的痛觉感受器受到刺激，经痛觉传导通路传导到达大脑皮质而引起。颅内痛敏结构包括静脉窦、脑膜前动脉及中动脉、颅底硬脑膜、三叉神经（Ⅴ）、舌咽神经（Ⅸ）、迷走神经（Ⅹ）、颈内动脉近端部分及邻近 Willis 环分支、脑干中脑导水管周围灰质和丘脑感觉中继核等；颅外痛敏结构包括颅骨骨膜、头部皮肤、皮下组织、帽状腱膜、头颈部肌肉、颅外动脉、第 2 颈神经和第 3 颈神经、眼、耳、牙齿、鼻窦、口咽部和鼻腔黏膜等。机械、化学、生物刺激和体内生化改变等均可作用于颅内外痛敏结构而引起头痛；主要包括：颅内、外动脉扩张或受牵拉，颅内静脉和静脉窦的移位或受牵引，脑神经和颈神经受到压迫、牵拉或炎症刺激，颅、颈部肌肉痉挛、炎症刺激或创伤，各种原因引起的脑膜刺激，颅内压异常，颅内 5- 羟色胺能神经元投射系统功能紊乱等。

第一节　偏头痛

偏头痛是临床常见的原发性头痛，其特征是发作性、多为偏侧、中重度、搏动样头痛，一般持续 4 ～ 72 小时，可伴有恶心、呕吐等症状，声、光刺激或日常活动均可加重头痛，因此，处于安静环境、休息可缓解头痛。偏头痛是一种常见的慢性神经血管性疾病，患病率为 5% ～ 10%。

一、病因

偏头痛的病因尚不明确，可能与下列因素有关。

（一）内因

偏头痛具有遗传易感性，约 60% 的偏头痛患者有家族史，其亲属出现偏头痛的风险是一般人群的 3 ～ 6 倍。家族性偏瘫性偏头痛（FHM）呈高度外显率的常染色体显性遗传，根据突变基因 FHM 分为三类，突变基因依次为 CACNAIA 基因、ATP1A2 基因和 SCN1A 基因。此外，与神经系统兴奋性相关的基因突变与偏头痛的常见类型有关，提示偏头痛与大脑神经细胞的兴奋性紊乱相关。本病女性患者多于男性患者，多在青春期发病，月经期容易发作，妊娠期或绝经后发作减少或停滞。这提示内分泌和代谢因素参与偏头痛的发病。

（二）外因

环境因素是导致偏头痛发作的常见诱因之一。偏头痛发作可由某些食物和药物所诱发。食物包括含酪胺的奶酪、含亚硝酸盐的肉类和腌制食品、含苯乙胺的巧克力、含谷氨酸钠的食品添加剂及葡萄酒等；药物包括口服避孕药和血管扩张剂，如硝酸甘油等。另外，强光、过劳、应激以及应激后的放松、睡眠过度或过少、禁食、紧张、情绪不稳等也是偏头痛的诱发因素。

二、发病机制

偏头痛的发病机制尚不十分清楚，目前主要有以下学说。

（一）血管学说

血管学说认为偏头痛是原发性血管疾病，由血管舒缩功能障碍引起。颅内血管收缩引起偏头痛先兆症状，随后颅外、颅内血管扩张导致搏动性的头痛。颈动脉压迫、血管收缩剂麦角生物碱，如麦角胺可缓解头痛支持这一理论。但是，新近的多个影像学研究包括氙 CT 脑血流成像、单光子发射计算机断层显像（SPECT）、正电子发射断层显像（PET）及磁共振功能性成像（fMRI）等证实，偏头痛发作时并非一定存在血管扩张。目前认为，血管扩张只是偏头痛发生的伴随现象，而非必要条件。

（二）神经学说

神经学说认为偏头痛是原发性神经功能紊乱性疾病。偏头痛先兆是由皮质扩展性抑制（CSD）引起的。CSD 是指各种有害刺激引起的起源于大脑后部皮质（枕叶）的神经电活动抑制带，此抑制带以每分钟 2 ～ 5 mm 的速度向邻近皮质扩展，并伴随出现扩展性血量减少；两者均不按照脑动脉分布扩展，而是按大脑皮质细胞构筑模式进行，向前扩展一般不超越中央沟。CSD 能很好地解释偏头痛先兆症状。另外，5- 羟色胺能神经元家族广泛地分布于脑中，许多有效抗偏头痛药可作为中枢性 5-HT 受体激动剂或部分激动剂起作用，这提示神经功能紊乱参与偏头痛的发作过程。

（三）三叉神经血管学说

三叉神经血管学说近年来受到广泛重视。颅内痛觉敏感组织的周围神经纤维随三叉神经眼支进入三叉神经节，或进入第 1、2 颈神经（C_1、C_2）后根至 C_1、C_2 脊神经节，然后发出神经纤维至三叉神经血管复合体，换元后发出神经纤维，经脑干交叉后投射至丘脑。

当三叉神经节及其纤维受刺激后，可引起P物质、降钙素基因相关肽（CGRP）和其他神经肽释放增强。这些活性物质作用于邻近脑血管壁，可引起血管扩张而出现搏动性头痛，还可使血管通透性增加，血浆蛋白渗出，产生无菌性炎症，刺激痛觉纤维传入中枢，形成恶性循环。已有研究显示，5-HT受体激动剂曲普坦类制剂可通过作用于三叉神经血管复合体和丘脑腹后内侧核的5-HT受体，终止偏头痛急性发作；CGRP受体拮抗剂微量渗入三叉神经血管复合体可有效抑制三叉神经血管系统痛觉信息的传递，提示三叉神经血管复合体与丘脑的神经功能紊乱也参与偏头痛的发病。

（四）视网膜－丘脑－皮质机制

偏头痛是一种与感觉模式失调有关的疾病，如偏头痛患者在发作前后对光、声、触觉和嗅觉敏感。近年来，对盲人偏头痛的研究发现，从视网膜神经节细胞到丘脑后部的一条非影像形成视觉通路的激活可能是光线调节偏头痛的机制之一。

三、临床表现

（一）无先兆偏头痛

无先兆偏头痛是最常见的偏头痛类型。临床表现为反复发作的一侧或双侧额颞部疼痛，呈搏动性，疼痛持续时伴颈肌收缩可使症状复杂化。常伴有恶心、呕吐、畏光、畏声、出汗、全身不适、头皮触痛等症状。其发作频率高，可严重影响患者工作和生活，常需要频繁应用止痛药治疗，易合并出现新的头痛类型——药物过度使用性头痛（MOH）。且此临床表现常与月经有明显的关系。

（二）有先兆偏头痛

发作前数小时至数日可有倦怠、注意力不集中和打哈欠等前驱症状。在头痛之前或头痛发生时，常以可逆的局灶性神经系统症状为先兆，表现为视觉、感觉、言语和运动的缺损或刺激症状。最常见为视觉先兆，如视物模糊、暗点、闪光、亮点亮线或视物变形；其次为感觉先兆，言语和运动先兆少见。先兆症状一般在5～20分钟逐渐形成，持续不超过60分钟；不同先兆症状可以接连出现。头痛在先兆同时或先兆后60分钟内发生，表现为一侧或双侧额颞部或眶后搏动性头痛，常伴有恶心、呕吐、畏光或畏声、苍白或出汗、多尿、易激惹、气味恐怖及疲劳感等症状。活动可使头痛加重，睡眠后可缓解头痛。头痛可持续4～72小时，消退后常有疲劳、倦怠、烦躁、无力和食欲差等表现，1～2日后常可好转。

（1）典型先兆偏头痛：为最常见的先兆偏头痛类型，先兆表现为完全可逆的视觉、感觉或言语症状，无肢体无力表现。与先兆同时或先兆后60分钟内出现符合偏头痛特征的头痛，即为典型先兆伴头痛。当先兆后60分钟内不出现头痛，则称为典型先兆不伴头痛。

（2）脑干先兆性偏头痛：既往也称基底型偏头痛，先兆症状明显源自脑干，临床可见构音障碍、眩晕、耳鸣、听力减退、复视、双眼鼻侧及颞侧视野同时出现视觉症状、共济失调、意识障碍、双侧同时出现感觉异常，但无运动无力症状。在先兆同时或先兆60分钟内出现符合偏头痛特征的头痛，常伴恶心、呕吐等症状。

（3）偏瘫性偏头痛：临床少见。先兆除必须有运动无力症状外，还应包括视觉、感觉和言语三种先兆之一，先兆症状持续5分钟～24小时，症状完全可逆，在先兆同时或先兆60分钟内出现符合偏头痛特征的头痛。如在偏瘫性偏头痛患者的一级或二级亲属中，至少有一人具有包括运动无力的偏头痛先兆，则为家族性偏瘫性偏头痛；若无，则称为散发性偏瘫性偏头痛。

（4）视网膜性偏头痛：为反复发生的完全可逆的单眼视觉障碍，包括闪烁、暗点或失明，并伴偏头痛发作，在发作间期眼科检查正常。与基底型偏头痛视觉先兆症状常累及双眼不同，视网膜性偏头痛视觉症状仅局限于单眼，且缺乏起源于脑干或大脑半球的神经缺失或刺激症状。

（三）慢性偏头痛

偏头痛每月头痛发作超过15天，连续3个月或3个月以上，且每月至少有8天的头痛具有偏头痛性头痛特点，并排除药物过量引起的头痛，可考虑为慢性偏头痛。

（四）偏头痛并发症

（1）偏头痛持续状态：偏头痛发作持续时间≥72小时，而且疼痛程度较严重，但其间可有因睡眠或药物应用而获得的短暂缓解期。

（2）无梗死的持续先兆：有先兆偏头痛患者在一次发作中出现一种先兆或多种先兆症状持续1周以上，多为双侧性；本次发作其他症状与以往发作类似；需神经影像学排除脑梗死病灶。

（3）偏头痛性脑梗死：极少数情况下在偏头痛先兆症状后出现颅内相应供血区域的缺血性梗死，此先兆症状常持续60分钟以上，而且缺血性梗死病灶为神经影像学所证实，称为偏头痛性脑梗死。

（4）偏头痛先兆诱发的痫性发作：极少数情况下偏头痛先兆症状可触发痫性发作，且痫性发作发生在先兆症状中或后60分钟内。

（五）常为偏头痛前驱的儿童周期性综合征

常为偏头痛前驱的儿童周期性综合征可视为偏头痛等位症，临床可见周期性呕吐、反复发作的腹部疼痛伴恶心呕吐，即腹型偏头痛、良性儿童期发作性眩晕。发作时不伴有头痛，随着时间的推移可发生偏头痛。

四、诊断

根据偏头痛发作类型、家族史和神经系统检查，通常可作出临床诊断。脑部 CT、CT 血管成像（CTA）、MRI、磁共振血管成像（MRA）检查可以排除脑血管疾病、颅内动脉瘤和占位性病变等颅内器质性疾病。下面介绍 ICHD-3 偏头痛诊断标准。

（一）无先兆偏头痛诊断标准

（1）符合（2）～（4）特征的至少 5 次发作。

（2）头痛持续 4 ～ 72 小时（未经治疗或治疗无效）。

（3）至少有下列中的 2 项头痛特征：①单侧性；②搏动性；③中度或重度头痛；④日常活动（如步行或上楼梯）会加重头痛，或头痛时会主动避免此类活动。

（4）头痛过程中至少伴有下列 1 项：①恶心和 /（或）呕吐；②畏光和畏声。

（5）不能归因于其他疾病。

（二）有先兆偏头痛诊断标准

（1）符合（2）～（4）特征的至少 2 次发作。

（2）至少出现以下 1 种完全可逆的先兆症状：①视觉症状，包括阳性表现（如闪光、亮点或亮线）和 /（或）阴性表现（如视野缺损）；②感觉异常，包括阳性表现（如针刺感）和 /（或）阴性表现（如麻木）；③言语和 /（或）语言功能障碍；④运动症状；⑤脑干症状；⑥视网膜症状。

（3）至少满足以下 2 项：①至少 1 个先兆症状逐渐发展时间≥ 5 分钟，和 /（或）至少 2 个先兆症状连续出现；②每个先兆症状持续 5 ～ 60 分钟；③至少 1 个先兆症状是单侧的；④头痛伴随先兆发生，或发生在先兆之后，间隔时间＜ 60 分钟。

（4）不能归因于其他疾病，且排除短暂性脑缺血发作。

（三）慢性偏头痛诊断标准

（1）每月头痛（紧张型头痛性或偏头痛性）≥ 15 天，持续 3 个月以上，且符合标准（2）和（3）。

（2）患者至少有 5 次发作符合无先兆偏头痛诊断标准的（2）～（4）和 /（或）有先兆偏头痛诊断标准的（2）和（3）。

（3）头痛持续 3 个月以上，每月发作≥ 8 天且符合下列任 1 项：①无先兆偏头痛标准的（3）和（4）；②有先兆偏头痛诊断标准的（2）和（3）。

（4）不能归因于其他疾病。

五、治疗

偏头痛的治疗目的是减少发病次数或终止头痛发作，缓解伴发症状，预防头痛复发。治疗包括药物治疗和非药物治疗两个方面。非药物治疗主要是加强宣教，帮助患者确立科学、正确的防治观念和目标，保持健康的生活方式，寻找并避免各种偏头痛诱因。药物治疗分为发作期治疗和预防性治疗。

（一）发作期的治疗

临床治疗偏头痛通常应在症状起始时立即服药。治疗药物包括非特异性止痛药，如非甾体抗炎药和阿片类药物，特异性药物，如麦角类制剂和曲普坦类药物。药物选择应根据头痛程度、伴随症状、既往用药情况等综合考虑，可采用阶梯法，分层选药进行个体化治疗。

（1）轻 - 中度头痛：单用阿司匹林、萘普生、布洛芬、双氯芬酸等有效，如无效再用偏头痛特异性治疗药物。阿片类制剂，如哌替啶对偏头痛急性发作亦有效，因其具有成瘾性，不推荐常规应用，但对于有麦角类制剂或曲普坦类应用禁忌的病例，如合并有心脏病、周围血管病或妊娠期偏头痛，则可给予哌替啶治疗，以终止偏头痛急性发作。

（2）中 - 重度头痛：严重发作可直接选用偏头痛特异性治疗药物以尽快改善症状，部分患者虽有严重头痛，但以往发作对非甾体抗炎药反应良好者，仍可选用非甾体抗炎药。麦角类制剂为 5-HTI 受体非选择性激动剂，半衰期长、头痛的复发率低，适用于发作持续时间长的患者，曲普坦类为 5-HTIB/ID 受体选择性激动剂。复方制剂，如麦角胺咖啡因合剂可治疗某些中 - 重度的偏头痛。麦角类和曲普坦类药物不良反应包括恶心、呕吐、心悸、烦躁、焦虑、周围血管收缩等，大量长期应用可引起高血压和肢体缺血性坏死。因其具有强烈的血管收缩作用，严重高血压、心脏病患者和孕妇均为禁忌人群。另外，因麦角类和曲普坦类药物应用过频，则会引起药物过量使用性头痛，建议每周用药不超过 2 ～ 3 天。近年来发展起来的 CGRP 受体拮抗剂有望成为终止偏头痛急性发作安全有效的特异性药物。

（3）伴随症状：恶心、呕吐者有必要合用止吐剂（如甲氧氯普胺 10 mg 肌内注射），严重呕吐者可给予小剂量奋乃静或氯丙嗪等。伴有烦躁者可适量给予苯二氮䓬类药物以促使患者镇静和入睡。

（二）预防性治疗

预防性治疗适用于：①频繁发作，尤其是每周发作 1 次以上严重影响日常生活和工作的患者；②急性期治疗无效，或因副作用和禁忌证无法进行急性期治疗者；③可能导致永久性神经功能缺损的特殊变异型偏头痛，如偏瘫性偏头痛、基底型偏头痛或偏头痛性脑梗死等。药物治疗应从小剂量单药开始，缓慢加量至合适剂量，同时注意副作用。偏头痛发作频率降低 50% 以上可认为预防性治疗有效。有效的预防性治疗需要持续约 6 个月，之后可缓慢减量或停药。

六、预后

大多数偏头痛患者的预后良好。偏头痛症状可随年龄的增长而逐渐缓解，部分患者可在 60 ～ 70 岁时偏头痛不再发作。

（孙晓敏）

第二节　丛集性头痛

丛集性头痛是一种原发性神经血管性头痛，表现为一侧眼眶周围发作性剧烈疼痛，有反复密集发作的特点，伴有同侧眼结膜充血、流泪、瞳孔缩小、眼睑下垂以及头面部出汗等自主神经症状，常在一天内固定时间发作，可持续数周至数月。

一、发病机制

发病机制尚不明确。丛集性头痛患者发作期脑静脉血中 CGRP 明显升高，提示三叉神经血管复合体参与丛集性头痛的发病，但不能解释头痛发作的昼夜节律性。丛集性头痛发作存在昼夜节律性和同侧颜面部的自主神经症状，推测可能与下丘脑的神经功能紊乱有关。功能神经影像学 fMRI 和 PET 研究证实丛集性发作期存在下丘脑后部灰质的异常激活，而下丘脑后部灰质的深部脑刺激术可缓解难治性丛集性头痛，这更支持丛集性头痛可能原发于下丘脑神经功能紊乱。因此，丛集性头痛可能是由下丘脑神经功能障碍引起的、三叉神经血管复合体参与的原发性神经血管性头痛。

二、临床表现

从集性头痛平均发病年龄较偏头痛晚，约为25岁，部分患者可有家族史。以男性多见，为女性的4～5倍。头痛突然发生，无先兆症状，几乎发生于每日同一时间，常在晚上发作，严重时可使患者从睡眠中痛醒。头痛位于一侧眶周、眶上、眼球后和/（或）颞部，呈尖锐、爆炸样、非搏动性剧痛。头痛持续15分钟～3小时。发作频度不一，从一日8次至隔日1次。疼痛时常伴有同侧颜面部自主神经功能症状，表现为结膜充血、流泪、流涕等副交感亢进症状，或瞳孔缩小和眼睑下垂等交感神经麻痹症状，较少伴有恶心、呕吐等症状。部分患者的交感神经麻痹症状（如瞳孔缩小、眼睑下垂）可持续存在，且在发作期加重。头痛发作几乎均为单侧，近15%的患者下一次发作可转移至另一侧。头痛发作可持续数周至数月（常为6～12周），在此期间患者头痛呈成串发作，故名丛集性头痛。丛集发作期常在每年的春季和/（或）秋季；丛集发作期后可有数月或数年的间歇期。在丛集期，饮酒或服用血管扩张药均可诱发头痛发作，而在间歇期，两者均不会引起头痛发作。

三、诊断

根据中青年男性出现发作性单侧眶周、眶上和/（或）颞部严重或极度严重的疼痛，可伴有同侧结膜充血、流泪、眼睑水肿、流涕、前额和面部出汗、瞳孔缩小、眼睑下垂等自主神经症状，发作时坐立不安，易激惹，并具有反复密集发作的特点，神经影像学排除引起头痛的颅内器质性疾病，可作出丛集性头痛的诊断。若至少有两次丛集期，且每期持续7～365天，两次丛集期之间无痛间歇期≥1个月，则称为发作性丛集性头痛；一旦丛集期＞1年，无间歇期或间歇期＜1个月，则称为慢性丛集性头痛。

四、鉴别诊断

（一）发作性偏侧头痛

发作性偏侧头痛好发于女性，也表现为一侧眶周、眶上和/（或）颞部剧烈头痛，可伴有同侧结膜充血、流泪、鼻塞、流涕、前额和面部出汗、瞳孔缩小、眼睑下垂等症状。本病头痛发作持续时间为2～30分钟，发作频率常为每天5次以上，治疗剂量的吲哚美辛能控制头痛发作。

（二）SUNCT综合征

SUNCT综合征为短暂单侧神经痛样头痛伴结膜充血和流泪，其特点是在眶颞区域出现短暂严重单侧疼痛伴同侧脑神经自主神经功能障碍，表现为同侧结膜充血、流泪、鼻塞、鼻溢或不明显出汗。发作持续时间以秒计算，吲哚美辛效果不佳是SUNCT综合征的特征性表现。

五、治疗

（一）急性期的治疗

吸氧疗法为头痛发作时首选的治疗措施，给予吸入纯氧，流速为每分钟 10 ～ 12 L，持续 10 ～ 20 分钟，可有效阻断头痛发作，对约 70%的患者有效。吸氧疗法无禁忌证，并且安全而无明显不良反应。舒马普坦皮下注射或经喷鼻吸入、佐米曲普坦经喷鼻吸入，可迅速缓解头痛，心脑血管疾病和高血压病是禁忌证。若吸氧或曲普坦类药物效果不佳或不耐受，可予以 4%～ 10%利多卡因 1 mL 经患侧鼻孔滴入或双氢麦角胺静脉注射。

（二）预防性治疗

急性期治疗并不能缩短丛集性发作持续时间及减少发作次数，因此，一旦诊断为丛集性头痛应立即给予预防性治疗。预防性药物包括维拉帕米、糖皮质激素和锂制剂等。维拉帕米每日 240 ～ 320 mg 可有效预防丛集性头痛发作，可在用药 2 ～ 3 周内发挥最大疗效。糖皮质激素，如泼尼松每日 60 ～ 100 mg 至少持续 5 日，后以每日 10 mg 逐渐减量。锂制剂同样可预防丛集性头痛发作，起效较维拉帕米缓慢，治疗窗窄，仅适用于其他药物无效或有禁忌证者。锂制剂的主要不良反应为甲状腺功能亢进、震颤和肾功能损害等。其他用于丛集性头痛的预防药物，如托吡酯、丙戊酸、苯噻啶、吲哚美辛和褪黑激素等。

（孙晓敏）

第三节　紧张型头痛

紧张型头痛（TTH）是原发性头痛中最常见的一种，发病率高于偏头痛，表现为双侧头部束带样、全头部紧缩性或压迫性头痛。

一、病因和发病机制

病因和发病机制尚未完全明确，可能与多种因素有关，如长时间的特殊头位、精神因素、疲劳等应激因素所致的颈部肌肉或肌筋膜结构持久的收缩，肌肉血液循环的障碍和缺血，细胞内、外钾离子转运障碍以及中枢单胺能系统间断性功能障碍等。

颅周肌肉疾患是紧张型头痛的原因还是结果，或仅是紧张型头痛发病机制中的因素之一，尚无定论。对紧张型头痛患者进行痛阈研究，发现不管是偶发型、频发型还是慢性型，对疼痛的敏感度均显著高于正常人，说明患者可能具有周围性和中枢性疼痛敏感增强的现象。临床上可出现紧张型头痛和偏头痛同时发生在同一患者身上，有些患者最初表现为偏头痛，当发作频率逐渐升高后表现为发作性紧张型头痛，并可转为慢性紧张型头痛。

二、临床表现

紧张型头痛多在 20 ～ 40 岁发病，女性多于男性。病前多有应激或长期在紧张环境下工作或生活的情况，持续时间从 30 分钟～ 7 天。其临床特征为双侧头部呈钝痛、无搏动性，头痛位于顶、颞、额及枕部或全头部，轻到中度头痛，不因体力活动而加重，患者自觉头顶重压发紧或头部带样箍紧感，并在枕颈部发紧僵硬，转颈时尤显，一般不伴有恶心、呕吐、畏光或畏声等症状。多数患者伴有头昏、失眠、焦虑或抑郁等症状。神经系统检查多无阳性体征，半数患者的颅周肌肉，如颞肌、颈枕部肌肉、头顶部、斜方肌等有压痛，有时轻揉和捏压这些肌肉反觉轻松和舒适。

临床上根据头痛的发作频率和持续时间分成偶发型（1 个月内发作不到 1 次）、频发型（1 个月内发作少于 15 天）和慢性型（1 个月内发作多于 15 天，连续 3 个月以上）三型。频发型和慢性型患者常因头痛严重而去医院诊治。

三、诊断和鉴别诊断

主要根据患者的多次相同临床表现，双侧头部对称性闷痛、钝痛、压迫性痛等（无搏动性），轻至中等程度疼痛，持续 30 分钟～ 7 天，一般体检及神经系统检查无异常发现，神经影像学检查无异常发现，诊断不难。在明确紧张型头痛诊断的同时，最好还要根据标准进行分型，尤其是颅周肌肉是否有疼痛亦要说明，以供选择治疗方法与药物。

紧张型头痛患者若头痛病程较短，应注意与颅内各类器质性疾病相鉴别。

四、治疗和预后

治疗包括急性期止痛和预防性治疗。在急性期可使用非甾体抗炎药物，如布洛芬、萘普生、双氯芬、普鲁奎松等；也可使用普通的镇静剂，如地西泮、劳拉西泮、硝西泮等；预防性治疗中可以使用抗焦虑、抑郁剂，如阿米替林、万拉法新、度洛西汀等。消除各种应激因素可以明显改善头痛症状。紧张型头痛也可用物理疗法，包括松弛锻炼、生物反馈治疗、理疗、按摩、针灸等，使头痛症状得到改善。约 1/3 的患者会演变成慢性紧张型头痛。

（孙晓敏）

第四节　精神性头痛

精神性头痛是继发性头痛的一种类型，常见于原发性精神障碍的头痛症状，也有人认为其是严重头痛的一种精神行为紊乱的并发症状，其头痛特点为部位不固定、痛觉阈值显著降低、疼痛性质带有鲜明情感色彩或幻妄想特征。

一、病因和发病机制

病因和发病机制尚不清。现在认为脑的高级皮质功能参与了疼痛的感知过程，如抑郁障碍的血清素能系统与头痛的神经生物学作用存在高度的相似性，某些头痛患者的相关心理特征更加类似于精神病理学的特征，在头痛、焦虑、抑郁或者精神疾病发生时，常有特有的时间顺序上的综合关系，因此，精神疾病与头痛之间的相关性已经得到了广泛的认可。

二、临床表现

男女均可罹患，可以是焦虑、抑郁发生的早期症状，也可以是焦虑、抑郁障碍的一种重要的临床表现。主要表现为头痛发作部位变化不定，不能用解剖结构与功能进行解释，头痛病程迁延，程度较重，较轻的甚至无关的刺激都可以诱发头痛。精神障碍患者的头痛有时会带有恐怖或者幻觉妄想的色彩，严重者还会出现明显行为方式的紊乱。严重头痛患者也会在原有头痛特点的基础上出现上述症状。

特异性的检查方法尚有待开发。相关的焦虑、抑郁等临床量表检查常常异常。相关头痛患者的日常记录常会有所帮助。

三、诊断和鉴别诊断

病史特点是诊断的关键性依据。除继发性头痛有明确的体征外，常常需要抑郁障碍或精神行为紊乱的核心症状的支持，如焦虑、心境恶劣、人格障碍等，在此基础上头痛性质发生明显改变，尤其是精神障碍会加重头痛，当精神障碍减轻后头痛亦随之缓解或改善，易于诊断。如果精神障碍加重了预先存在的原发性头痛，则原发性头痛和精神病性头痛这两个诊断均可能成立。

四、治疗和预后

精神性头痛患者对普通止痛药物治疗效果常常不满意，或者依赖止痛药物。因此，要根据患者的整个病史联合应用药物和非药物治疗。抗抑郁药物中阿米替林、万拉法新和度洛西汀是最常使用的有效药物。抗精神病药物中的奥氮平也常常需小剂量长期使用。

早期诊断和及时治疗常可以获得较好的疗效。

（孙晓敏）

第十一章 周围神经疾病

第一节 周围神经疾病概述

周围神经是指除嗅、视神经外的脑神经和脊神经、自主神经及其神经节。周围神经疾病是由各种病因引起的周围神经系统结构或者功能损害疾病的总称。

周围神经从功能上分为感觉传入和运动传出两部分。前者由脊神经后根、后根神经节、远端感觉神经传入纤维及脑感觉神经组成，后者则由脊髓前角及侧角发出的脊神经前根和远端运动纤维及由脑干运动核发出的脑神经组成，终止于肌纤维。自主神经由交感和副交感神经组成，周围部分包括内脏运动（传出）神经和内脏感觉（传入）神经，调节内脏、血管、平滑肌及腺体的活动和分泌。

周围神经纤维可分为有髓鞘和无髓鞘两种。有髓神经纤维轴索外包绕的髓鞘由施万细胞构成，两段髓鞘之间的无髓鞘部分为每个细胞髓鞘形成的节段性结构，称为郎飞结。髓鞘起绝缘作用，并使神经冲动在郎飞结间呈跳跃性快速传导。无髓纤维则是数个轴突包裹在一个施万细胞内，没有髓鞘包绕，神经冲动沿着神经纤维表面传导，速度较慢。脑神经和脊神经的运动和深感觉纤维多属有髓神经纤维，而痛温觉和自主神经多为无髓神经纤维。周围神经有神经束膜及神经外膜保护，膜滋养动脉发出丰富的交通支，神经束膜和毛细血管内皮紧密连接使血管内大分子不易渗出毛细血管，构成血神经屏障，但神经根和神经节处无此屏障，为某些免疫性或中毒性疾病易侵犯此处的原因。

周围神经疾病病因复杂，可能与营养代谢、药物及中毒、血管炎、肿瘤、遗传、外伤或机械压迫等原因相关。它们选择性地损伤周围神经的不同部位，导致相应的临床表现。由于疾病病因、受累范围及病程不同，周围神经疾病的分类标准尚未统一，因此，单一分类方法很难涵盖所有病种。周围神经疾病可分为遗传性和获得性，后者按病因又分为营养缺乏和代谢性、中毒性、感染性、免疫相关性、缺血性、副肿瘤性、机械外伤性等；根据其损害的病理改变，可分为主质性神经病（病变原发于轴突和神经纤维）和间质性神经病（病变位于包绕神经纤维的神经束膜及神经外膜）；按照临床病程，可分为急性、亚急性、慢性、复发性和进行性神经病等；按照累及的神经分布形式，可分为单神经病、多发性单神经病、多发性神经病等；按照症状，可分为感觉性、运动性、混合性、自主神经性等；按照病变的解剖部位，可分为神经根病、神经丛病和神经干病等。

周围神经疾病有许多特有的症状和体征，感觉障碍主要表现为感觉缺失、感觉异常、疼痛和感觉性共济失调；运动障碍主要表现为运动神经刺激（异常兴奋）和麻痹症状。刺激症状主要表现为肌束震颤、肌纤维颤搐、痛性痉挛等，而肌力减退、丧失、肌萎缩则属于运动神经麻痹症状。另外，周围神经疾病患者常伴有腱反射减弱或消失等表现。自主神经受损常表现为无汗、竖毛障碍及直立性低血压，严重者可出现无泪、无涎、阳痿及膀胱直肠功能障碍等。

病史描述、临床体格检查和必要的辅助检查是诊断周围神经疾病的主要依据。神经传导测定（NCS）和肌电图（EMG）检查对周围神经疾病的诊断很有价值。周围神经组织活检一般用于临床及其他实验室检查定性困难者，可判断周围神经损伤部位，明确病变性质。周围神经疾病的治疗首先是根据病因治疗；其次是给予对症治疗，如给予止痛药物及B族维生素等。康复、针灸、理疗、按摩是恢复期的重要措施，有助于预防肌肉挛缩和关节变形。

（杨海英）

第二节　原发性三叉神经痛

原发性三叉神经痛（简称三叉神经痛），是一种以面部三叉神经分布区域内突发、短暂、反复发作剧烈疼痛为特征的疾患。发病率（4 ～ 5）/10 万，以中老年人多见，发病率随年龄的增长而升高，40 岁以上患者占病例总数的 70%～ 80%，女性多于男性，占比为（2 ～ 3）：1。

一、病因和发病机制

（一）病因

病因未完全明了。其中周围学说认为是由于半月神经节至脑桥间部受到被异形扭曲的血管压迫三叉神经后根，局部产生脱髓鞘变化而导致疼痛发生；而中枢学说则认为是三叉神经脊束核或脑干异常放电引起的一种感觉性癫痫样发作。

（二）发病机制

发病机制尚未完全阐明。较多学者认为是多种病因导致三叉神经局部脱髓鞘而产生异位冲动，相邻的轴索纤维出现短路，当轻微的痛觉刺激通过短路传入感觉中枢，中枢的传出冲动也经短路传入而形成刺激的叠加，导致三叉神经剧烈疼痛的发生。

二、病理

三叉神经节细胞消失，有炎症细胞浸润，神经鞘膜不规则增厚，髓鞘瓦解，轴索节段性蜕变、裸露、扭曲、变形。

三、临床表现

（一）症状

以面部三叉神经分布区内突发、短暂、剧烈疼痛为临床特点。常无任何先兆突发骤止，间歇期完全正常。

1. 疼痛特点

（1）疼痛部位：发病大多为单侧，右侧多于左侧；极少数病例为双侧发病。疼痛常局限于三叉神经的一或两支分布的区域，一般多由一侧的第二支（上颌支）或第三支（下颌支）开始，逐渐扩展到两支，三支同时受累少见。疼痛以面颊、上颌、下颌及舌部最明显。

（2）疼痛性质：突发的剧烈性疼痛，呈电击样、刀割样、针刺样、撕裂样、烧灼样，多难以忍受。发作过程中患者常皱眉咬牙、张口掩目。为减轻疼痛常双手紧握、用力按压痛处，表情痛苦不堪。

（3）持续时间：疼痛持续数秒至 1 ～ 2 分钟，具有突发突止的特征。

（4）敏感部位：口角、鼻翼、颊部、舌尖等部位最敏感，轻触即可诱发，称为“扳机点”或“触发点”。

（5）触发因素：擦脸、刷牙、咀嚼、讲话、打哈欠等情况都可以触发。发作过程中因惧怕加重疼痛而不敢完成上述动作。

2. 严重表现

严重者在每次发作过程中出现痛性抽搐，表现为面肌反射性抽搐，口角牵向患侧。可伴有面红皮温高、结膜充血、流泪等症状，昼夜反复发作可严重影响睡眠。

3. 病程特征

病程呈周期性，每次发病持续时间可为数天、数周甚至数月。缓解期如常人，时间可为数日至数年不等。随着病情的进展，发作次数逐渐增多，发作间歇期缩短，发病持续时间延长，甚至为持续性发作，很少自愈。

（二）体征

一般无神经系统的阳性体征。因患者长期用手搓揉颜面致使面部皮肤粗糙、增厚、眉毛脱落、结膜充血。患者因惧怕疼痛而情绪低落、面容憔悴。因担心触及“扳机点”而不敢擦脸、刷牙，常致患侧颜面和口腔卫生状况差。

四、诊断和鉴别诊断

（一）诊断

诊断要点：①面部三叉神经分布区内突发短暂的剧烈疼痛；②疼痛突发突止，发作间歇期如常人；③疼痛有“触发点”或“扳机点”；④发作时患者常不敢进食、讲话、洗脸、刷牙等；⑤神经系统检查多无阳性体征。

（二）鉴别诊断

1. 继发性三叉神经痛

继发性三叉神经痛是由基础疾病（如颅内肿瘤、动脉瘤、脑蛛网膜炎、多发性硬化症等）导致的脑神经损害的表现。面部疼痛呈持续性，常伴有疼痛区域感觉减退、角膜反射迟钝等表现；头颅 CT、MRI 等可查出三叉神经邻近结构的病变。

2. 牙痛

常为持续性钝痛，局限于牙龈部位，咀嚼和冷、热、酸、辣等食物刺激可加重；X 线检查可以发现龋齿、肿瘤等有助于区别。

3. 鼻窦炎

鼻窦炎表现为鼻窦局部持续性钝痛，有脓涕、鼻塞、发热等表现；病变鼻窦局部有压痛；鼻腔检查和 X 线检查有助于诊断。

五、治疗

治疗目的是缓解疼痛，减少复发，争取根治。首选药物治疗，无效或失效时可选用其他疗法。

（一）一般治疗

（1）环境安静，良好休息，消除紧张、恐惧心理。

（2）给予温凉、清淡的流质或半流质食物，不宜食用刺激性食物。

（3）吃饭、漱口、刷牙、洗脸等动作宜轻柔，保持口腔清洁。

（4）注意面部保暖，防止局部冷、热刺激。

（二）药物治疗

药物治疗是早期或轻症患者最常用的治疗方法，且效果良好。随着病程的延长，疗效可能逐渐降低，如因病情加重而不断加大药物剂量，可能会对身体造成较大的药物伤害。

1. 卡马西平

卡马西平为首选药物，一般服药24～48小时后即有镇痛效果，总有效率为70%～80%。首次剂量0.1 g，2次/日，以后每日增加0.1 g至疼痛控制为止，但每日最大剂量不超过1.0 g。维持疼痛控制的有效剂量2～3周后再逐渐减小用药剂量，用最小有效维持量维持治疗数月。不良反应有口干、恶心、消化不良、头晕、嗜睡等，可以逐渐消失；当出现皮疹、共济失调、精神症状、昏迷、肝功能受损、心绞痛等应及时停药。孕妇忌用。

2. 苯妥英钠

当卡马西平治疗无效时，可考虑使用苯妥英钠，初始剂量为每次0.1 g口服，3次/日。无效时可增加剂量，但每日不超过0.4 g。如产生头晕、步态不稳、眼球震颤等中毒症状时应及时减量至中毒反应消失，如此时剂量对控制疼痛依然有效，可以此作为维持量。疼痛消失后应逐渐减量。

3. 加巴喷丁

首日一次性口服0.3 g，以后根据疗效酌情增加剂量，一般最大剂量为每日1.8 g。常见副作用有眩晕、步态不稳、嗜睡等，随着用药时间的延长，可以逐渐减轻或消失。孕妇忌用。

4. 普瑞巴林

起始剂量为每次75 mg，2次/日，或每次50 mg，3次/日。在用药一周内根据疗效和患者的耐受性逐步增加到每次150 mg，2次/日。74%的患者疼痛好转。停药时应在一周内逐渐减量至停用。常见副作用有头晕、共济失调、嗜睡等，呈剂量依赖性。

5. 维生素B_{12}

维生素B_{12}为常用的辅助用药。1 000～2 000 μg肌内注射，2～3次/周，4～8周为1个疗程。部分患者的疼痛可缓解。

（三）其他治疗

1. 封闭治疗

药物治疗无效或不适合手术者可用无水乙醇或甘油封闭三叉神经分支或半月神经节，破坏感觉神经细胞而达到止痛效果。不良反应为面部感觉缺失。该方法疗效不持久。

2. 射频电凝治疗

在X线监视下或在CT引导下将射频电极针经皮刺入三叉神经节处，通电加热至65～75℃，持续1分钟。此方法可以选择性破坏三叉神经传导痛觉和温觉的纤维，基本不损害触觉纤维而达到止痛效果，有效率在90%以上。操作方便，疗效可维持数月至数年。

对于部分复发者重复实施仍然有效。有20%左右的患者出现面部感觉异常、咀嚼无力、复视等并发症。本治疗方法适用于老年体弱有系统疾病、不能耐受手术者。

3. 伽马刀治疗

将伽马射线聚焦在三叉神经根部位，使传导痛觉的神经受热发生变性或坏死，从而阻断神经的疼痛传导。该疗法无痛苦，患者承担的风险小，但医疗费用较高，早期的治疗效果不是十分确切。

4. 手术治疗

经过上述治疗无效时，可选择三叉神经感觉根部分切断术，止痛效果确切。目前在临床上采用的三叉神经显微血管减压术是应用较广泛且最安全有效的手术方法，止痛效果良好，同时又不产生运动和感觉障碍。手术治疗亦可能失败或复发，并可能出现听力减退以及滑车神经、展神经、面神经暂时性麻痹等并发症。

六、预后和预防

（一）预后

本病极少自愈，只可以缓解。病程愈长，发作愈频繁、程度愈严重，因而会影响患者的正常的生活和工作。

（二）预防

避免食用刺激性食物，戒烟酒；吃饭、漱口、刷牙、洗脸等动作宜轻柔；注意头、面部保暖，避免局部冷、热刺激；平时应保持情绪稳定，保证充足睡眠。

（杨海英）

第三节　特发性面神经麻痹

特发性面神经麻痹是指原因不明的、一侧茎乳孔内面神经的急性非特异性炎症导致的周围性面瘫，又称贝尔麻痹或面神经炎。

一、病因和发病机制

病因尚未明确，一般认为病毒感染（如带状疱疹病毒）、受凉和自主神经功能不稳定等因素引起面神经营养血管痉挛，导致神经缺血、水肿和面神经受压。多数人认为特发性面神经麻痹属于一种自身免疫反应。

二、病理

面神经炎早期病理改变主要为面神经水肿和髓鞘肿胀、脱失，晚期可有不同程度的轴突变性，以茎乳孔和面神经管内部分尤为明显。

三、临床表现

（一）一般表现

任何年龄均可发病。多见于 20 ～ 40 岁，男性多于女性。发病与季节无关。通常为一侧性，双侧者较少见。病前常有受凉史，呈急性起病，主要表现为患侧面部表情肌完全性瘫痪，出现患侧鼻唇沟变浅、口角下垂、额纹消失，食物滞留齿颊间隙并漏水，眼裂变大、闭合不全。发病可在半小时或 1 ～ 2 日内达高峰。部分患者起病前 1 ～ 2 日内有患侧耳后持续性疼痛和乳突部压痛。体格检查时，可见患侧闭眼时眼球向外上方转动，露出白色巩膜，称为贝尔征；病侧不能皱额、蹙眉、闭目、露齿、鼓气和吹口哨。

（二）特殊表现

除表情肌瘫痪外，因面神经损害部位不同，可出现不同的临床症状。

1. 膝状神经节前病变

因鼓索神经受累，可有同侧舌前 2/3 味觉障碍；镫骨肌支近端受损，出现听觉过敏，过度回响。

2. 膝状神经节病变

除上述症状外，尚有患侧耳廓和外耳道感觉迟钝、外耳道和鼓膜出现疱疹，称亨特综合征，系带状疱疹病毒感染所致。

3. 茎乳孔附近病变

茎乳孔附近病变会出现上述典型的周围性面瘫体征和乳突部疼痛。

四、诊断和鉴别诊断

（一）诊断要点

（1）急性起病。

（2）单侧周围性面瘫。

（3）因面神经损害部位不同，可伴有味觉、听觉障碍及外耳道感觉减退等相应症状。

（二）鉴别诊断

1. 吉兰 - 巴雷综合征

急性起病，四肢对称性下运动神经元瘫痪，常伴有双侧周围性面瘫及脑脊液典型的蛋白 - 细胞分离现象。

2. 莱姆病

伯氏疏螺旋体感染所致的面瘫，多经蜱虫叮咬传播，伴发热、慢性游走性红斑或关节炎史。常可累及其他脑神经。应用病毒分离及血清学试验证实。

3. 耳源性面神经麻痹

由中耳炎、迷路炎、乳突炎等所致，常有明确的原发病史和特殊症状，如外耳道溢脓、乳突疼痛等。

4. 糖尿病性神经病变

常伴其他脑神经麻痹，以动眼神经、展神经及面神经麻痹多见，可单独发生。

5. 后颅窝病变

后颅窝肿瘤、颅底脑膜炎等所致的面神经麻痹，起病较慢，尚有原发病及其他脑神经受损的特殊表现。

五、治疗

（一）急性期治疗

1. 药物治疗

（1）皮质类固醇激素：应尽早使用，每日可用地塞米松 10 ～ 20 mg，静脉滴注，1 次 / 天，疗程 7 ～ 10 天；轻者可清晨一次顿服泼尼松 20 ～ 30 mg，连用 1 周后逐渐停用。

（2）B 族维生素：维生素 B_1 100 mg，维生素 B_{12} 500 μg，肌内注射，1 次 / 天，促进神经髓鞘恢复。

（3）外耳道有疱疹者，皮质类固醇激素联合阿昔洛韦 0.2 g，口服，5 次 / 天，连服 7 ～ 10 天。

2. 物理疗法

急性期可在茎乳突附近给予热敷，或红外线照射、超短波透热等疗法，有利于改善局部血液循环，减轻神经水肿。

3. 其他治疗

由于患者长期不能闭眼，瞬目使角膜暴露、干燥，易致感染。可采用戴眼罩、涂眼药膏、滴眼药水等方法，保护暴露的角膜，以防感染和结膜炎的发生。

（二）恢复期治疗

1. 康复治疗

对面肌进行被动和主动锻炼，采用中药、针灸、碘离子透入疗法等治疗方法，针灸宜在发病 1 周后进行。

2. 手术治疗

面神经减压术对部分患者有效。长期不愈者可考虑整容手术，也可施行面 - 舌下神经或面 - 副神经吻合术等，但疗效不确定。

六、预防

天气寒冷外出、乘车、旅游时宜戴口罩，防止面部及耳根部受凉。

七、预后

部分性面瘫患者，通常病后 1 ～ 2 周开始恢复，1 ～ 2 个月内基本痊愈。完全性面瘫患者需 2 ～ 8 个月甚至 1 年时间恢复，常遗留后遗症。一周内味觉恢复正常，提示预后良好。年轻患者预后好，而老年患者常伴有乳突疼痛或合并糖尿病、高血压、心肌梗死等，预后较差。

（杨海英）

第四节　吉兰 - 巴雷综合征

吉兰 - 巴雷综合征（GBS）是一组自身免疫介导的急性炎症性周围神经疾病，主要损害脊神经根、周围神经和脑神经。本病的年发病率为（0.6 ～ 1.9）/10 万，各年龄组均可发病，但以儿童及青壮年多见，男性稍高于女性，任何季节均可发病，以夏秋季节为多发。本病包括急性炎性脱髓鞘性多发神经根神经病（AIDP）、急性运动轴索性神经病（AMAN）和急性运动感觉轴索性神经病（AMSAN）等多种亚型，AIDP 为临床上最常见、最典型的 GBS 类型，主要病变为多发神经根和周围神经节段性脱髓鞘，本节重点对该亚型进行阐述。

一、病因和发病机制

确切病因和发病机制尚未明了。

（一）病因

流行病学和临床资料显示，以腹泻为前驱症状的患者空肠弯曲菌（CJ）的感染率达 85%，推测发病可能与 CJ 的感染有关。此外，本病还可能与 EB 病毒、巨细胞病毒、肺炎支原体、乙型肝炎病毒、人类免疫缺陷病毒（HIV）等感染有关。部分患者病前有免疫接种史。

（二）发病机制

一般认为本病属于一种迟发性过敏性的自身免疫性疾病。分子模拟假说认为周围神经髓鞘某些成分的结构与感染病原体的某些成分结构相同而成为周围神经髓鞘抗原。机体免疫系统发生识别错误，自身抗体和自身免疫细胞对正常的周围神经组织进行免疫攻击，导致周围神经脱髓鞘而发病。不同类型的 GBS 可识别不同部位的神经组织靶位导致相应损伤，因此，临床表现也不尽相同。

二、病理

病理特点为周围神经和神经根组织小血管周围淋巴细胞和巨噬细胞的炎症反应，神经纤维脱髓鞘，严重病例可继发轴突变性。

三、临床表现

（一）前驱症状

多数患者病前 1 ～ 3 周有上呼吸道或消化道感染症状或疫苗接种史。

（二）主要症状和体征

1. 运动障碍

首发和突出的症状为肢体对称性弛缓性无力。约 80% 的患者首先出现双下肢无力，自远端向近端发展或相反，逐渐加重并向上发展累及双上肢，出现四肢对称性弛缓性瘫痪。少数患者病初肢体瘫痪可呈非对称性。瘫痪一般下肢重于上肢，近端肌肉无力更明显。严重患者起病不久便出现四肢完全性瘫痪、吞咽肌麻痹、呼吸肌麻痹，可因缺氧、呼吸衰竭或呼吸道并发症而昏迷、死亡。初期肌肉萎缩并不明显，病变严重者会出现肌肉萎缩。如对称性瘫痪在数日内由下肢上升至上肢，并累及脑神经时，称为上升性麻痹。

2. 反射障碍

腱反射减弱或消失，无病理反射。有 10% 的患者表现为腱反射正常甚至活跃。少数患者可出现凯尔尼格征和拉赛格征等神经根刺激症状。

3. 感觉障碍

感觉障碍表现为感觉异常和感觉缺失。多数患者有肢体远端感觉异常，如麻木、走蚁感、针刺感、烧灼感等，以四肢远端最为显著，可先于瘫痪或与之同时出现。少数患者可伴有肌肉疼痛和压痛，尤其以腓肠肌明显。感觉缺失相对较轻，主要表现为肢体远端呈“手套 - 袜套”样分布的感觉减退。少数患者可无感觉障碍或出现位置觉障碍。

4. 脑神经功能障碍

部分患者可出现脑神经麻痹，其中以双侧面神经麻痹最常见，表现为双侧周围性面瘫；还可出现舌咽、迷走神经麻痹，表现为吞咽困难、构音障碍、咳嗽反射消失，易并发肺炎、肺不张及痰阻窒息；动眼神经、三叉神经及舌下神经亦可受累，但较少见。部分患者以脑神经损害为首发症状而就诊。

5. 自主神经功能障碍

可有出汗增多、皮肤潮红、手足肿胀及营养障碍，偶有大小便潴留或失禁等表现。严重病例可有心动过速、直立性低血压等表现。

（三）病程特点

急性或亚急性起病，起病后病情进展迅速，呈进行性加重，多数在 2 周内达高峰。病情危重患者常于 1 ～ 2 天内迅速加重。病程有自限性，症状通常在稳定 1 ～ 4 周后开始恢复，大多数为单相病程，恢复过程中可以有短暂的病情波动。

（四）并发症

并发症有肺炎、肺不张、窒息、中毒性心肌炎等。

四、辅助检查

（一）脑脊液检查

典型改变是蛋白 - 细胞分离，即蛋白含量增加而细胞数正常，是本病特征性表现之一。病初蛋白含量正常，2 ～ 4 周内蛋白不同程度升高，第 4 ～ 6 周蛋白质升高最明显，一般不超过 1 g/L。糖和氯化物正常，白细胞一般不超过 10×10^6/L。

（二）血清学检查

少数患者的肌酸激酶轻度升高。部分患者血抗神经节苷脂抗体阳性、抗空肠弯曲菌抗体阳性、抗巨细胞病毒抗体阳性。

（三）运动神经传导测定

可发现疾病早期 F 波潜伏期延长，H 波反射延迟或消失；晚期神经传导速度明显减慢、运动潜伏期延长。

（四）腓肠神经活检

腓肠神经活检为本病的辅助诊断方法。可见炎症细胞浸润、神经脱髓鞘等。

（五）心电图检查

严重的患者可出现心电图异常，以窦性心动过速和 T 波改变最常见，可能是自主神经功能紊乱所致。

五、诊断和鉴别诊断

（一）诊断

诊断要点：①急性或亚急性起病，2 周内达高峰；②病前 1 ～ 3 周有上呼吸道、消化道感染症状或疫苗接种史；③肢体对称性弛缓性瘫痪、腱反射减弱或消失，可伴有肢体远端感觉障碍及部分脑神经受累；④脑脊液检查有蛋白 - 细胞分离现象；⑤运动神经传导测定周围神经传导速度减慢；⑥病程有自限性。

（二）鉴别诊断

1. 脊髓灰质炎

脊髓灰质炎表现为急性起病的肢体弛缓性瘫痪。但起病时多有数天的发热；肌肉瘫痪为节段性，多局限于一侧下肢；无感觉障碍；无脑神经受损。

2. 急性脊髓炎

发病前 1 ～ 2 周有发热史，急性起病后 1 ～ 2 天出现截瘫，受损平面以下伴有传导束性感觉障碍，大小便障碍出现较早，无脑神经受累。

3. 低钾性周期性瘫痪

四肢弛缓性瘫痪出现迅速；呼吸肌和脑神经一般无受累，无感觉障碍；脑脊液检查正常，血钾低；补钾治疗有效。

六、治疗

（一）一般治疗

（1）急性期卧床休息，肢体轻度伸展，下肢瘫痪并有足下垂者可用“T”形板固定以防止畸形。

（2）给予高蛋白、高维生素、高热量、易消化的流质饮食，注意水电解质平衡。有吞咽困难和饮水呛咳者尽早取坐位并给予鼻饲营养；合并有胃肠麻痹或消化道出血者，应给予静脉营养支持。

（3）定时翻身、肢体按摩和肢体被动活动。

（二）免疫治疗

免疫治疗的目的是抑制免疫反应，减轻或消除致病性因子对神经的损害，促进神经的再生。

1. 血浆置换

可去除血浆中的致病因子，如抗体、补体等，可缩短临床症状的持续时间及使用呼吸机的时间和降低并发症的发生率。需要在有特殊设备和经验的医疗中心进行，有条件者尽早应用。起病 2 周内进行，交换血浆量每次 40 mL/kg，轻症患者每周 2 次，中至重度患者每周 4 次。严重感染、凝血系统性疾病、心律失常和心功能不全者禁用。

2. 免疫球蛋白静脉滴注

治疗急性期患者，可获得与血浆置换相近的效果，安全易行，应在出现呼吸肌麻痹前尽早使用。成人剂量为每日 0.4 g/kg，静脉滴注，连用 5 天。免疫球蛋白过敏或先天性 IgA 缺乏、肾功能不全、心力衰竭患者禁用。

上述两种治疗方法为 AIDP 的一线治疗措施，但联合使用并不能提高疗效，以尽早单一使用为宜。

3. 糖皮质激素

对于无条件应用血浆置换和免疫球蛋白静脉滴注的患者，可以每日试用甲泼尼龙 500 mg 静脉滴注，连用 5 日后逐渐减量；或可以每日试用地塞米松 10 mg 静脉滴注，7 ～ 10 日后视病情逐渐减量。疗程在 1 个月左右。不主张应用于一般病情患者。

（三）对症治疗和并发症防治

尿潴留者给予下腹部按摩、热敷，无效时导尿；便秘者给予润肠剂、缓泻剂；高血压可使用小剂量的 β 受体阻滞剂；低血压者可及时调整患者体位，补充胶体溶液；出现神经痛时可给予神经营养药物，促进髓鞘再生和功能恢复，可用维生素 B_1、维生素 B_{12} 等药物；防治感染，如吸痰、导尿等注意无菌操作，勤翻身，保持外阴清洁。当发生感染时应及时选用抗感染药物，因语言交流障碍和肢体瘫痪而致抑郁者，应加强心理疏导，必要时使用抗抑郁药物。

（四）危重症患者的治疗

危重症是指起病不久便出现四肢完全性瘫痪、呼吸肌麻痹和吞咽肌麻痹的患者。呼吸肌麻痹为本病最主要的危险因素，严重时可危及生命。对呼吸肌麻痹患者的抢救是提升治愈率、降低病死率的关键。除上述治疗外还应给予以下相应处理。

（1）将患者安排在重症监护病房。

（2）密切观察病情变化，如瘫痪的发展、呼吸困难的程度、肺活量和血气分析的改变等。

（3）加强气道管理，有效地维持呼吸功能。定时翻身、拍背、雾化吸入、吸痰，以保持呼吸道通畅，必要时吸氧。当患者肺活量下降至正常的25%～30%，血氧饱和度、血氧分压明显下降时，应尽早气管插管或气管切开，机械辅助通气：①首先给予气管插管；②观察1天以上无好转再进行气管切开术，以呼吸机辅助呼吸；③根据患者呼吸情况和血气分析指标随时调整呼吸机通气量、氧浓度；④加强气管插管或气管切开后的护理。

（4）积极防治感染，预防肺炎及肺不张的发生，必要时使用敏感抗生素。

（五）康复治疗

瘫痪肢体应保持功能位并尽早进行功能康复训练，包括被动或主动运动、针灸、理疗、按摩及步态训练等，以预防失用性肌肉萎缩和关节挛缩。

七、预后和预防

（一）预后

本病具有自限性，绝大多数患者预后良好。瘫痪多在第3周后开始恢复，少数患者在恢复过程中出现病情波动。70%～75%的患者神经功能在数周至数月内完全恢复，约10%的患者遗留有较严重的后遗症。本病的病死率为5%左右，主要死于呼吸肌麻痹、肺部感染、低血压和严重心律失常。

（二）预防

加强营养，增强机体抵抗力，避免受凉。发病后，早期应进行合理治疗，以减少并发症，降低死亡率。

（杨海英）

第十二章　神经肌肉接头与肌肉疾病

第一节　神经肌肉接头与肌肉疾病概述

神经肌肉接头（NMJ）疾病是一种 NMJ 处传递功能障碍所引起的疾病，以重症肌无力为代表。肌肉疾病是指骨骼肌本身病变引起的疾病，主要包括周期性瘫痪、多发性肌炎等。

骨骼肌是运动系统的效应器官。骨骼肌由数以千计的，纵向排列的肌纤维聚集而成，一根肌纤维就是一个肌细胞，其包括肌膜、肌核和肌浆。肌膜除具有普通细胞膜的功能外，其特定部位（终板）还与神经末梢构成神经肌肉接头，完成神经和肌肉之间的兴奋传递。肌浆内含有肌原纤维、纵管、线粒体、核糖体以及溶酶体等细胞器。肌原纤维呈细丝状纵向整齐排列，在光镜下呈现明暗相间的条纹。明亮区较窄，由肌动蛋白组成的细肌丝排列，称为明带（I 带）；暗区较宽，由肌球蛋白组成的粗肌丝排列，称为暗带（A 带）；在明带中段有一致密 Z 线，细肌丝一端固定在 Z 线上，另一端伸向暗带，粗肌丝在不同水平向细肌丝发出横桥，横桥的滑动使两侧的细肌丝向暗带移动，细肌丝缩短，引起肌肉收缩。

骨骼肌受运动神经支配。一个运动神经元及其支配的肌纤维合称为一个运动单位。一个运动神经元的轴突可分出许多分支，并与所支配的肌纤维形成突触（又称神经肌肉接头）。突触是由突触前膜、突触间隙、突触后膜组成的。突触前膜为神经轴突末梢失去髓鞘的结构，内含许多储存乙酰胆碱（ACh）的囊泡；突触间隙内有胆碱酯酶；突触后膜上有许多皱褶凹陷，在皱褶隆起部含有大量的乙酰胆碱受体（AChR）。当神经冲动抵达突触前膜时，引起钙离子内流，囊泡将 ACh 释放入突触间隙，其中 1/3 ACh 被胆碱酯酶破坏，1/3 ACh 被突触前膜重新摄取，余下 1/3 ACh 与突触后膜上的 AChR 结合，引起终板膜出现一次较缓慢的去极化，产生终板电位，通过电紧张性扩布，邻近的细胞膜去极化而引发动作电位，沿肌膜扩散，产生肌肉收缩。

在神经肌肉接头传递和肌肉产生运动的各环节发生障碍时，均可引起该组疾病的发生。突触前膜病变时 ACh 合成和释放障碍，如 Lambert-Eaton 肌无力综合征、肉毒中毒、蛇毒中毒、高镁血症等；突触后膜 AChR 病变，如重症肌无力；突触间隙病变时乙酰胆碱酯酶活性降低或受抑制，使突触后膜过度去极化，如有机磷中毒；肌肉本身的病变有肌营养不良症、多发性肌炎、线粒体肌病、糖原贮积病等。

（白海娜）

第二节　重症肌无力

重症肌无力（MG）是一种神经肌肉接头传递功能障碍的获得性自身免疫性疾病。一般人群发病率为（8 ～ 20）/10 万，患病率约为 50/10 万。任何年龄均可发病，成人有两次发病高峰，一是 20 ～ 40 岁，以女性多见；二是 40 ～ 60 岁，以男性多见，多合并胸腺瘤。我国南方的发病率较高，少数患者有家族史。

一、病因和发病机制

（一）病因

1. 遗传因素

家族性重症肌无力的发现以及本病与人类白细胞抗原的密切关系，都提示本病的发病与遗传因素有关。

2. 环境因素

如病毒感染、精神刺激、过度疲劳、妊娠与分娩等，也是本病常见的诱发因素。

（二）发病机制

与自身抗体介导的突触后膜乙酰胆碱受体的损害有关。目前，认为重症肌无力是在特定的遗传因素下，病毒感染或其他非特异性因子被刺激，可能使神经肌肉接头处 AChR 的免疫原性发生改变，或者导致胸腺中的肌样细胞（该细胞上具有与骨骼肌细胞相同的 AChR）的 AChR 构型发生变化而成为新抗原，使 B 细胞活性增强而产生 AChR 抗体。AChR 抗体与骨骼肌突触后膜上的 AChR 结合，在补体的参与下发生免疫反应，破坏了大量的骨骼肌突触后膜上的 AChR，导致突触后膜传递障碍。当连续的神经冲动到达时，不能引起肌纤维的动作电位而产生肌无力。在 80%～ 90%的 MG 患者血清中可检出 AChR 抗体，这种抗体具有特异性，在其他肌肉疾病患者中一般不易检出，对诊断本病具有特征性意义。

二、病理

80%的患者胸腺重量增加，有淋巴滤泡增生，10%～ 20%的患者合并有胸腺瘤。神经肌肉接头处突触间隙增宽，突触后膜皱褶变浅且数量减少。肌纤维本身变化不明显，部分患者可见肌纤维凝固、肿胀、坏死等。慢性患者可发生肌萎缩。

三、临床表现

（一）主要临床特点

1. 肌无力的特征

受累骨骼肌呈病态疲劳，表现为肌肉连续收缩后出现严重的肌无力甚至瘫痪，经休息后症状缓解。肌无力症状多于下午或傍晚劳累后加重，早晨和休息后缓解，呈现规律的“晨轻暮重”特点。

2. 受累肌群分布

全身骨骼肌均可受累，受累肌肉常明显地局限于某一组，以后范围逐渐扩大。即使同一患者，其受累肌群的范围和程度在病程中也可进行不断的变换。受累肌群的分布与某一运动神经受损后出现的肌无力表现不相符合。平滑肌和心肌一般不受累，腱反射通常不受影响，感觉正常。

3. 不同肌群受累的表现

（1）眼外肌麻痹：脑神经支配的肌肉最先受累，90%的患者有眼外肌麻痹。首发症状多为一侧或双侧非对称性眼外肌麻痹，出现眼睑下垂、斜视、复视，重者眼球运动明显受限，甚至眼球固定，但瞳孔括约肌不受累，对光反射正常。

（2）面部和口咽肌受累：面部皱纹减少、表情淡漠、咀嚼无力、连续咀嚼困难、饮水呛咳、吞咽困难、构音不清等。

（3）斜方肌和胸锁乳突肌受累：转颈和耸肩困难，颈软不能抬头。

（4）四肢肌肉受累：一般近端重于远端，表现为不能抬臂、梳头，行走、上楼、爬坡等困难。

（5）呼吸肌、膈肌受累：可出现咳嗽无力、呼吸困难等症状。

4. 治疗反应

胆碱酯酶抑制剂（如新斯的明、依酚氯铵等）治疗有效，是本病的重要临床特征。

5. 病程特征

大多数患者隐匿起病，病程迁延，整个病程表现为缓解与复发交替。部分患者在发病2～3年后可自然缓解，晚期肌无力比较严重且无力状态恒定不变，虽经休息也不能完全缓解。病程长短不一，可数月至数十年。

（二）重症肌无力危象

病情急骤加重或治疗不当发生呼吸肌麻痹，以致不能维持气体交换功能称为重症肌无力危象，是本病最危险的状况，也是导致患者死亡的主要原因。在临床上大约10%

的患者可能会出现重症肌无力危象。主要的诱发因素有呼吸道感染、手术、精神刺激、全身疾病等。重症肌无力危象有以下三种类型。

1. 肌无力危象

肌无力危象最常见。由疾病本身发展及胆碱酯酶抑制剂不足引起。及时给予胆碱酯酶抑制剂后症状很快消失。

2. 胆碱能危象

胆碱能危象较为少见。由胆碱酯酶抑制剂过量所致。除肌无力症状加重外，有肌束颤动和毒蕈碱样症状。给予胆碱酯酶抑制剂后症状可加重，注射阿托品后症状可改善。

3. 反拗危象

由抗胆碱酯酶药物不敏感所致。在长期大剂量胆碱酯酶抑制剂治疗后发生。给予胆碱酯酶抑制剂后无反应。

（三）临床分型

目前国内外广泛采用 Ossermen 分型（表 12-1）。

表 12-1 Ossermen 分型

临床类型	所占比例	临床特点
Ⅰ型（单纯眼肌型）	20%	仅限于眼外肌受累
ⅡA 型（轻度全身型）	30%	四肢肌群轻度受累，可合并眼肌受累，生活能自理
ⅡB 型（中度全身型）	25%	骨骼肌和延髓肌严重受累，出现咀嚼、吞咽及构音困难，但无呼吸肌麻痹，生活自理有一定困难
Ⅲ型（重度急进型）	15%	累及全身骨骼肌群和呼吸肌，症状危重，进展迅速，在数周至数月内达到高峰，生活不能自理，病死率高
Ⅳ型（迟发重症型）	10%	由Ⅰ型、ⅡA 型、ⅡB 型经 2 年以上逐渐发展而来，症状同Ⅲ型，预后较差
Ⅴ型（伴肌萎缩型）	1%	少数患者于发病后半年出现肌萎缩

四、辅助检查

（一）一般检查

血常规、尿常规、脑脊液检查正常。常规肌电图检查正常。

（二）AChR 抗体测定

AChR 抗体测定对 MG 的诊断具有特征性意义。85%以上的患者血清 AChR 抗体阳性。一般无假阳性出现，AChR 抗体阳性可支持本病诊断，但抗体阴性不能否定诊断。

（三）胸部影像学检查

CT、MRI 可发现胸腺肥大或胸腺瘤。

（四）重复神经电刺激

发现神经肌肉传递障碍为具有确诊价值的电生理检查结果。以低频（3 ～ 5 Hz）和高频（10 Hz）重复刺激尺神经、正中神经和腋神经后，第 5 个波比第 1 个波在低频刺激时动作电位波幅衰减 10%以上，在高频刺激时动作电位波幅衰减 30%以上。90%的患者低频试验呈阳性结果。要求在停用新斯的明 17 小时后进行检查，否则容易出现假阳性。

五、诊断和鉴别诊断

（一）诊断

1. 诊断要点

（1）有 MG 家族史或可找到引起 MG 的诱因。

（2）受累骨骼肌呈病态疲劳表现，具有“晨轻暮重”的特征。

（3）肌无力常从一组肌群开始，逐渐累及其他肌群或全部肌群。

（4）受累肌群的分布与某一运动神经受损后出现的肌无力表现不相符合。

（5）血清 AChR 抗体阳性，重复神经电刺激呈阳性表现。

（6）症状不典型者诊断性试验为阳性。

2. 诊断性试验

（1）疲劳试验（Jolly 试验）：叮嘱患者用力眨眼 30 次后，观察到眼裂明显缩小或起蹲 10 ～ 20 次后不能再继续，休息片刻后又恢复为阳性。

（2）胆碱酯酶抑制剂试验：最常用。成人新斯的明肌内注射 0.5 ～ 1 mg，10 ～ 20 分钟后肌无力症状好转为阳性，可持续 2 小时左右。

（二）鉴别诊断

1. 吉兰 - 巴雷综合征

肢体呈弛缓性瘫痪，远端重于近端，可伴有脑神经损害，脑脊液蛋白 - 细胞分离现象，肌电图神经源性损害。

2.Lambert-Eaton 肌无力综合征

Lambert-Eaton 肌无力综合征是一种自身免疫性疾病，约 2/3 的患者伴发恶性肿瘤，以小细胞肺癌多见。主要表现为四肢近端肌肉无力，下肢更明显，短暂用力收缩后肌力反而增强；眼肌受累少见；神经低频重复试验刺激波幅无明显衰减，AChR 抗体测定阴性。

六、治疗

（一）一般治疗

（1）保持环境安静，病情较重或进展时应卧床休息，缓解期可适当活动。

（2）给予高热量、高蛋白、高维生素饮食；进餐时间安排在用药后半小时左右（此时的药效最强）；如患者进食呛咳、吞咽困难或进行气管插管、气管切开时，应给予鼻饲；必要时静脉补充营养。

（3）有呼吸困难者应抬高床头，及时吸痰、吸氧，必要时进行气管插管或气管切开。

（4）密切观察病情变化，特别注意有无危象出现。

（二）药物治疗

1. 免疫抑制剂

（1）糖皮质激素：可以抑制自身免疫反应，减少 AChR 抗体的生成，促使运动终板的再生和修复，改善神经肌肉接头的传递功能。适用于各种类型的 MG，有两种用药方法：①小剂量递增法：泼尼松从隔日清晨顿服 20 mg 开始每周增加 10 mg，直至 60 ～ 80 mg，待病情稳定改善 4 ～ 5 天后，逐渐减量至 5 ～ 15 mg，维持数年；②冲击疗法：对较危重、气管插管、使用呼吸机的患者，可每日采用大剂量甲泼尼龙 1 000 mg，静脉滴注 3 ～ 5 天，继而改用地塞米松每日 10 ～ 20 mg，静脉滴注 7 ～ 10 天。症状稳定后停用地塞米松，改为泼尼松 60 ～ 100 mg 隔日顿服，待症状消失后，逐渐减量至 5 ～ 15 mg，维持 1 年以上。应避免减量过快导致“反跳现象”，同时注意补钾和钙。

（2）细胞毒性药物：适用于不能耐受大剂量激素或激素效果不佳或因有基础疾病（如高血压、溃疡病、糖尿病等）不能使用激素的患者。①硫唑嘌呤：25 ～ 100 mg/ 次，2 次 / 日，口服，一般4周后开始起效；②环磷酰胺：50 mg/ 次，2次 / 日，口服，一日总量6～8 g；③环孢素A：每日口服6 mg/kg，疗程12个月。应定期检查血象和肝肾功能。

2. 胆碱酯酶抑制剂

胆碱酯酶抑制剂为一线对症药物，能抑制胆碱酯酶对ACh的水解，使突触间隙ACh增加，肌力可获得一过性改善。适用于除胆碱能危象外的所有MG患者。从小剂量开始，逐步加量。剂量因人而异，以不良反应最小，改善肌力效果最好为原则指标。不宜单独长期使用，应配合其他免疫抑制剂等治疗。溴吡斯的明：餐前半小时口服60～120 mg，3～4次 / 日。应在饭前30～40分钟服用，口服2小时达高峰，作用时间为6～8小时，作用温和、平稳，不良反应小。辅助药，如氯化钾、麻黄碱等可加强胆碱酯酶抑制剂的作用。

（三）血浆置换疗法

通过正常人血浆或血浆代用品置换患者的血浆，清除患者血浆中的AChR抗体和补体及免疫复合物。每次血浆交换量为2 000 mL，1～3次 / 周，连续3～8次。起效迅速安全，缺点是维持时间短，易于复发。适用于重症肌无力危象及难治性MG。

（四）免疫球蛋白疗法

外源性IgG可干扰AChR抗体与AChR的结合，使AChR不被抗体所阻断，作为辅助治疗手段可减缓疾病进程，可用于各种类型的危象。每日400 mg/kg，静脉滴注，5日为一个疗程。

（五）胸腺治疗

对有胸腺肥大和高AChR抗体效价者、伴胸腺瘤的各型重症患者、年轻女性全身型MG患者、对胆碱酯酶抑制剂治疗反应不佳者，可以考虑胸腺摘除。70%的患者在手术后症状可以得到缓解。不适合进行胸腺切除者可进行胸腺深部60Co放射治疗。

（六）危象治疗

无论何种危象，首要的抢救措施是维持呼吸道通畅，给予患者吸氧，使用敏感抗生素控制感染，消除诱发因素，并根据不同的危象类型采取相应的措施。

（1）肌无力危象：加大胆碱酯酶抑制剂的剂量。

（2）胆碱能危象：非常少见。可静脉注射依酚氯胺2 mg，如症状加重则立即停用胆碱酯酶抑制剂，待药物排除后可重新调整剂量。

（3）反拗危象：依酚氯胺试验无反应，应停止使用胆碱酯酶抑制剂，给予静脉补液。3～4天后再重新确立胆碱酯酶抑制剂的用量。

综上所述，当早期处理无好转，呼吸困难持续加重，血气分析 $PaO_2 < 50$ mmHg，$PaCO_2 > 50$ mmHg，pH < 7.25 时，应立即进行气管切开或气管插管，采取人工呼吸器辅助呼吸；停止使用胆碱酯酶抑制剂，以减少气管内分泌物；给予糖皮质激素冲击疗法或大剂量丙种球蛋白疗法；必要时采用血浆置换术等。

七、预后和预防

（一）预后

一般预后良好，但危重的死亡率较高。

（二）预防

避免过度疲劳、注意劳逸结合是预防本病的首要措施。禁用和慎用对病情不利的药物，积极治疗胸腺疾患。

（白海娜）

第三节　周期性瘫痪

周期性瘫痪是一种以反复发作的骨骼肌弛缓性瘫痪为特征的肌病，与钾代谢异常有关。肌无力可持续数小时或数周，发作间歇期完全正常，根据发作时血清钾的浓度，可分为低钾型、高钾型和正常钾型三类，临床上以低钾型者多见。由甲状腺功能亢进、醛固酮增多症、肾衰竭和代谢性疾病所致低钾而瘫痪者称为继发性周期性瘫痪。

一、低钾型周期性瘫痪

低钾型周期性瘫痪为常染色体显性遗传病，我国以散发多见。临床表现为发作性肌无力、血清钾降低、补钾后能迅速缓解，是周期性瘫痪中最常见的类型。

（一）病因和发病机制

低钾型周期性瘫痪为常染色体显性遗传性疾病，其致病基因主要位于 1 号染色体长臂，该基因编码肌细胞二氢吡啶敏感的 L 型钙离子通道蛋白，是二氢吡啶复合受体的一部分，位于横管系统，通过调控肌质网钙离子的释放而影响肌肉的兴奋 - 收缩耦联。肌无力在饱餐后或激烈活动后的休息中最易发作，能促使钾离子转入细胞内的因素，如注射胰岛素、肾上腺素或大量葡萄糖也能诱发。

发病机制尚不清楚，可能与骨骼肌细胞膜内、外钾离子浓度的波动有关。在正常情况下，钾离子浓度在肌膜内高、肌膜外低，当两侧保持正常比例时，肌膜才能维持正常的静息电位，才能为ACh的去极化产生正常的反应。本病患者的肌细胞膜经常处于轻度去极化状态，较不稳定，电位稍有变化即产生钠离子在膜上的通路受阻，导致电活动的传播障碍。在疾病发作期间，受累肌肉对一切电刺激均无反应，处于瘫痪状态。

（二）病理

主要病理变化为肌肉肌浆网空泡化，空泡内含透明的液体及少数糖原颗粒，单个或多个，位于肌纤维中央甚至占据整个肌纤维，另外可见肌小管聚集。电镜下可见空泡是由肌浆网终末池和横管系统扩张所致。发作间歇期可恢复，但不完全，故肌纤维间仍可见数目不等的小空泡。

（三）临床表现

（1）任何年龄均可发病，以 20 ～ 40 岁男性多见，随年龄增长而发作次数减少。常见的诱因有疲劳、饱餐、寒冷、酗酒、精神刺激等。

（2）发病前可有肢体疼痛、感觉异常、口渴、多汗、少尿、潮红、嗜睡、恶心等症状。常于饱餐后、夜间睡眠或清晨起床时发现肢体肌肉对称性不同程度的无力或完全瘫痪，下肢重于上肢、近端重于远端；也可从下肢逐渐累及上肢。瘫痪肢体肌张力低，腱反射减弱或消失。可伴有肢体酸胀、针刺感等。脑神经支配肌肉一般不受累，膀胱直肠括约肌功能也很少受累。少数严重病例可发生呼吸肌麻痹、尿便潴留、心动过速或过缓、心律失常、血压下降等情况甚至危及生命。

（3）发作一般经数小时或数日逐渐恢复，发作频率也不尽相同，一般数周或数月一次，个别患者每天均有发作，也有数年一次甚至终身仅发作一次者。发作间期一切正常。伴发甲状腺功能亢进者发作频率较高，每次持续时间短，常在数小时至 1 天之内。甲亢控制后，发作频率降低。

（四）辅助检查

（1）发作期血清钾常低于 3.5 mmol/L，间歇期正常。

（2）心电图呈典型的低钾性改变，U 波出现，T 波低平或倒置，P-R 间期和 Q-T 间期延长，ST 段下降，QRS 波增宽。

（3）肌电图显示运动单位时限短、波幅低，完全瘫痪时运动单位电位消失，电刺激无反应。静息膜电位低于正常。

（五）诊断

根据常染色体显性遗传或散发，突发四肢弛缓性瘫痪，以近端为主，无脑神经支配肌肉损害，无意识障碍和感觉障碍，数小时至 1 天内达高峰，结合检查发现血钾降低，心电图低钾性改变，经补钾治疗肌无力迅速缓解等不难诊断。

（六）鉴别诊断

1. 高钾型周期性瘫痪

本病一般在 10 岁以前发病，白天运动后发作频率较高。肌无力症状持续时间短，发作时血钾升高，心电图呈高血钾改变，可自行缓解，或降血钾治疗可好转。

2. 正常血钾型周期性瘫痪

本病少见，10 岁前发病，常在夜间发作，肌无力持续的时间较长，无肌强直表现。血钾正常，补钾后症状加重，服钠后症状减轻。

3. 重症肌无力

亚急性起病可累及四肢及脑神经支配肌肉，症状呈波动性，晨轻暮重，病态疲劳。疲劳试验及新斯的明试验阳性。血清钾正常，重复神经电刺激波幅递减，抗乙酰胆碱受体抗体阳性可以鉴别。

4. 吉兰 - 巴雷综合征

本病呈四肢弛缓性瘫痪，远端重于近端，可有周围性感觉障碍和脑神经损害，脑脊液蛋白 - 细胞分离现象，肌电图神经源性损害，可与低钾型周期性瘫痪相鉴别。

5. 继发性低血钾

散发患者应与可反复引起低血钾的疾病相鉴别，如甲亢、原发性醛固酮增多症、肾小管酸中毒、失钾性肾炎、腹泻、药源性低钾麻痹（噻嗪类利尿剂、皮质类固醇等）等。但上述疾病均有原发病的其他特殊症状可以鉴别。

（七）治疗

发作时可给予 10% 氯化钾或 10% 枸橼酸钾 40 ～ 50 mL 顿服，24 小时内再分次口服，一日总量为 10 g。也可静脉滴注氯化钾溶液以纠正低血钾状态。对发作频繁者，发作间期可口服钾盐 1 g，3 次 / 日；螺内酯 200 mg，2 次 / 日，以预防发作。同时避免各种发病诱因，如避免过度劳累、受冻及精神刺激，低钠饮食，忌摄入过多高碳水化合物等。严重患者出现呼吸肌麻痹时应予以辅助呼吸，严重心律失常者应积极纠正。

（八）预后

预后良好，随年龄增长发作次数趋于减少。

二、高钾型周期性瘫痪

高钾型周期性瘫痪又称强直性周期性瘫痪，较少见，呈常染色体显性遗传。

（一）病因和发病机制

高钾型周期性瘫痪的致病基因位于第 17 号染色体长臂，编码骨骼肌门控钠通道蛋白的 α 亚单位基因的点突变，导致氨基酸的改变而引起肌细胞膜钠离子通道功能异常，膜对钠的通透性增强或肌细胞内钾、钠转换能力缺陷，钠内流增加，钾离子从细胞内转移到细胞外，膜不能正常复极呈持续去极化，肌细胞膜正常兴奋性消失，产生肌无力。

（二）病理

肌肉活组织检查与低钾型周期性瘫痪的改变相同。

（三）临床表现

多在 10 岁前起病，男性居多，饥饿、寒冷、剧烈运动和钾盐摄入均可诱发肌无力发作。肌无力从下肢近端开始，然后影响到上肢，甚至颈部肌肉，脑神经支配肌肉和呼吸肌偶可累及，瘫痪程度一般较轻，但常伴有肌肉痛性痉挛。部分患者伴有手肌、舌肌的强直发作，肢体放入冷水中易出现肌肉僵硬，肌电图可见强直电位。发作时血清钾和尿钾含量升高，血清钙降低，心电图 T 波高尖。每次发作持续时间短，约数分钟到 1 小时。发作频率为每天数次到每年数次。多数患者在 30 岁左右趋于好转，逐渐停止发作。

（四）辅助检查

发作时血清钾水平明显高于正常水平。血清肌酸激酶（CK）也可升高。心电图呈高血钾性改变。肌电图可见纤颤电位和强直放电。在肌无力发作高峰时，EMG 呈电静息，电刺激无动作电位出现。神经传导速度正常。

（五）诊断

根据常染色体显性遗传家族史，儿童发作性无力伴肌强直，无感觉障碍和高级神经活动异常，血钾升高，可作出诊断。临床表现不典型时，可进行诱发试验：①钾负荷试验，口服氯化钾 3 ～ 8 g，若服后 30 ～ 90 分钟内出现肌无力，数分钟至 1 小时达高峰，持续 20 分钟～ 1 天，则有助于诊断；②冷水诱发试验，将前臂浸入 11 ～ 13℃水中，若 20 ～ 30 分钟诱发肌无力，停止浸冷水 10 分钟后恢复，有助于诊断。

（六）鉴别诊断

应注意与低钾型周期性瘫痪、正常钾型周期性瘫痪和先天性副肌强直症相鉴别，还需与继发性高血钾瘫痪相鉴别，如肾功能不全、肾上腺皮质功能下降、醛固酮缺乏症和药物性高血钾等。

（七）治疗

发作时间短，症状较轻的患者一般不需要特殊治疗，症状重时，可用10%葡萄糖酸钙10～20 mL静注或10%葡萄糖500 mL加胰岛素10～20 U静脉滴注以降低血钾。预防发作可给予高碳水化合物饮食，避免过度劳累及寒冷刺激，口服氢氯噻嗪等利尿药帮助排钾。

三、正常钾型周期性瘫痪

正常钾型周期性瘫痪为常染色体显性遗传，较为罕见。病理改变与低钾型周期性瘫痪相似。多在10岁前发病，常于夜间或清晨醒来时发现四肢或部分肌肉瘫痪，甚至发音不清、呼吸困难等。发作常持续10天以上。运动后休息、寒冷、限制钠盐摄入或补充钾盐均可诱发，补钠后好转。血清钾水平正常。主要与吉兰-巴雷综合征、高钾型和低钾型周期性瘫痪相鉴别。治疗上可给予：①大量生理盐水静脉滴入；②10%葡萄糖酸钙10 mL，2次/日，静脉注射，或钙片每日0.6～1.2 g，分1～2次口服；③每天摄入食盐10～15 g，必要时用氯化钠静脉滴注；④乙酰唑胺0.25 g，2次/日。预防发作可在间歇期给予氟氢可的松和乙酰唑胺，避免进食含钾多的食物，如肉类、香蕉、菠菜、薯类，防止过劳或过度肌肉活动，注意寒冷或暑热的影响。

（刘婵）

第十三章　神经发育障碍性疾病的康复

第一节　发育性协调障碍

一、定义

发育性协调障碍（DCD）是指运动能力和运动协调能力不足导致日常生活能力和学习成就受到影响的一组神经发育障碍性疾病。DCD 是儿童期的慢性神经系统障碍，可致运动的计划和协调障碍，使大脑发出的信号不能准确地传递给肢体，即皮层对运动的自动处理过程缺陷或皮层参与的运动内部模式的缺陷导致运动协调障碍。如不及时治疗可能会持续终生，影响学习和日常生活。

二、流行病学特征

1. 发病率

发病率为 5% ～ 10%，男女比例为 4 ∶ 1。

2. 病因与发病机制

DCD 是一组病因复杂、发病机制尚未明确的发育障碍性疾病。早产儿和极低出生体重儿发生 DCD 的风险较高。有研究表明，我国儿童的 DCD 发病率较高，尤其独生子女发生 DCD 风险高于非独生子女。DCD 产生的主要学说有如下几种。

（1）感觉统合失调（SID）学说：大脑不能对接收到的外界感觉刺激信息进行有效组织和分析，身体不能进行有效和谐运动，导致注意力不集中、自我控制能力差、学习困难和推理能力差等。

（2）视觉 - 空间知觉障碍学说：该学说认为，DCD 儿童有知觉 - 运动功能障碍、视觉 - 空间知觉障碍、运动知觉障碍和言语理解障碍等。

（3）感知动作障碍学说：该学说认为，DCD 儿童动作感知或动作计划存在障碍，主要是外界刺激信息通过肌肉神经传输到大脑神经中枢时存在异常，导致中枢神经处理和分析信息时存在障碍，以及动作操作或执行过程存在障碍。

（4）符号化障碍学说：动作姿势、语言抽象表征过程存在困难，认为动作姿势抽象表征受损会导致儿童姿势操作能力障碍，表现出动作不协调、笨拙等。

（5）脑发育障碍学说：DCD 与丘脑负责产生的运动意识，大脑额叶、顶枕颞联络区的意识活动，纹状体的运动控制和指挥程序及指令，小脑参与意识、感受、运动精准度等方面的损伤有关。

（6）心理机制：DCD 儿童常因动作学习缓慢、协调能力差。自尊心受挫，从而不愿意参加体育活动，出现如运动焦虑、自卑、自信心不足、挫败感等，甚至出现抑郁症和孤独现象。

（7）社会因素和生长发育因素：母亲在妊娠期有先兆流产、酗酒、抽烟和吸毒等不良习惯，影响胎儿脑发育；围生期和婴幼儿期有窒息、缺氧缺血性脑病（HIE）、低血糖、感染、中毒和外伤等造成的脑损伤；过分娇惯、溺爱和虐待等教育失当。

三、临床特点

（一）主要临床表现

1. 运动技能获得困难

临床主要表现为粗大运动技能障碍，如骑小三轮车 / 自行车、跳绳、接球、跨步、跳跃等障碍，精细运动技能障碍主要表现为扣纽扣、系鞋带、使用剪刀等有困难，或两者兼有。运动时显得笨拙或不协调，可能会撞到物体、弄洒液体或碰翻物体。

2. 感觉运动协调障碍

视觉空间信息处理过程障碍，当需要不断变换身体姿势或必须适应周边环境中的各种变化时（如打棒球、网球等），会感到更加困难；在进行需要协调使用身体两侧的活动（如用剪刀、跨步跳跃、挥舞棒球棒或使用曲棍球棒等）时会有障碍。

3. 体位控制和平衡能力障碍

在做需要身体平衡技能的运动（如上楼梯、站着穿衣裤等）时更加明显。在需要不断变换姿势来适应周边环境的活动时有困难，如球类游戏、做操等。

4. 处理问题的计划策略障碍

不能快速而准确地处理运动中出现的变化和判断运动将出现的结果和应对策略，尤其是在兼顾速度和精确度的某些特定运动技能方面有困难，如书写、整理书桌和储物柜等。

5. 学习新运动技能困难

一旦学会某种运动技能，这种运动可以做得很好，但在其他运动方面仍然表现不佳；运动能力与其他能力有差异，可表现为智力和语言能力很强，而运动能力滞后。

（二）共患病

单纯的 DCD 儿童相对少见，大多伴发其他多种障碍。因此，应同时作出共患病的诊断，有利于更全面、更有效地进行干预，最常见的共患病如下。

（1）注意缺陷多动障碍（ADHD）：50% ～ 70% 的 DCD 儿童同时伴有 ADHD 的注意力缺陷、多动和冲动等。

（2）学习障碍（LD）：50% ～ 70% 的 DCD 儿童同时患有 LD，且伴有 LD 的 DCD 儿童常提示病情比较严重。

（3）语言发育迟缓（SLI）：DCD 儿童可伴有 SLI，以及视空间知觉、知觉 - 运动功能、工作记忆、言语理解、推理能力等方面均存在损害。

（4）情绪行为问题：社交退缩、挫败感、缺乏自尊心，甚至产生焦虑、抑郁等情绪，以及易疲劳。随着年龄的增长，行为问题可能表现更加突出，如对挫折的低耐受性，逃避与同龄人交往，尤其在运动场所中出现；可伴有情感、行为和社会交往障碍等症状。

（三）诊断

（1）运动协调性能力的获得和执行低于正常同龄人，动作笨拙、缓慢、不精确。可伴有显著的运动发育里程碑（如抓握、坐着玩、行走、蹦跳等）落后，以及运动技能和书写能力障碍。

（2）运动协调能力障碍会持续显著地影响日常生活、学习、工作和娱乐。

（3）障碍在发育早期出现。

（4）运动技能障碍不能用免疫缺陷病（IDD）或视觉障碍解释，也不是肌营养不良、脊髓性肌萎缩和退行性疾病等所致；如果同时存在 IDD，运动障碍的症状要显著高于 IDD 所应有的运动障碍。

四、康复评定

（一）评定量表

1. 发育性协调障碍问卷

发育性协调障碍问卷是国际上公认的较好的筛查量表，主要包括精细动作、控制能力、协调能力等儿童功能性运动技能。该量表共 15 个项目，每个项目 1 ～ 5 分。得分与协调能力呈正相关，总分≤ 49 分为 DCD，49 ～ 57 分为疑似 DCD，≥ 57 分为正常。DCDQ-R 在临床上应用较多，对其他运动发育问题的疾病流行病学调查也有借鉴作用。适用于 5 ～ 15 岁儿童。

2. 儿童发育协调障碍评估工具（M-ABC）

儿童发育协调障碍评估工具是判定儿童运动能力是否正常的重要标准，也是临床和科研中评定 DCD 较权威的工具。儿童按照要求完成平衡能力、精细运动、协调能力等操作项目，根据得分情况评定是否为运动协调障碍。根据 M-ABC 使用手册中标准分转化表，将各测试项目的原始分转化为 1 ～ 19 的标准分，各项目标准分相加为运动障碍总分。适用的年龄范围为 3 ～ 16 岁，分为 3 ～ 6 岁、7 ～ 10 岁、11 ～ 16 岁三个年龄阶段。

3. 知觉效能和目标设定系统（PEGS）

知觉效能和目标设定系统用于设立治疗目标及评估结果的评定工具。它体现以家庭为中心的康复干预理念，其核心原则是康复干预必须首先得到家庭的认可和儿童的信任，促使儿童更积极主动地参与相应的治疗。PEGS 可帮助治疗师了解儿童日常活动能力的情况，并依此设立治疗目标，有利于最大限度地优化治疗结果，提高儿童的自我效能感，即儿童对自己所能胜任一项任务的信念和意识。强烈的自我效能感知意识是成功完成一项任务的关键，影响着儿童行为的动机和实施水平。

4. 智力和社会适应能力测试

常用韦氏学龄前及幼儿智力量表（WPPSI）、韦氏学龄儿童智力量表（WISC）或联合型瑞文测验（CRT）测试患儿的智力水平和婴儿—初中学生社会生活能力量表测试儿童的社会适应能力，以排除 IDD。

5. 其他

粗大运动功能评定（GMFM）、精细运动功能评定和 Peabody 运动发育量表对 DCD 有协助诊断的作用。

（二）运动协调评定

运动协调评定指鼻试验、指指试验、跟膝胫试验、轮替试验、闭目难立征、上肢准确性测验和手指灵巧性评价等。

（三）辅助检查

（1）普通头颅影像学和脑电图检查均可。

（2）功能 MRI：可通过持续视觉运动追踪任务检测，动态观察 DCD 儿童的顶叶脑激活水平是否降低。有研究表明，顶叶脑激活水平的降低提示与协调功能障碍有关。

（3）MRI 弥散张量成像技术：对 DCD 儿童进行感觉运动和小脑通路的整合实验研究可见皮质脊髓束和皮质丘脑束后部的平均弥散水平降低，表明 DCD 儿童可能存在感觉运动神经通路超微结构的改变。

五、康复治疗

（一）以任务为导向的干预方法

以任务为导向的干预方法（TOI）的治疗效果比感觉统合训练、粗大动作训练和精细动作训练等传统干预手段治疗效果更好。治疗师必须给予 DCD 儿童丰富的语言提示，使儿童在进行认知与日常作业能力训练过程中更好地理解任务，使其在活动中获得更好的效果。

1. 认知和日常动作技能导向训练法

对儿童日常生活的基本活动进行教学，使其认知和日常动作技能在生活、学习、娱乐和体育运动中得到强化。这是一种较为有效的干预手段。

2. 神经动作任务疗法

根据儿童神经系统正常生理功能及发育过程，运用诱导或抑制的手段使患儿逐步学会如何以正常的运动模式去完成日常生活动作的一系列治疗方法，能够对 DCD 儿童粗大动作和精细运动产生积极的影响。

3. 运动想象训练

运动想象训练是让患儿根据正常儿童的动作模式反复在大脑中进行想象、模仿、再现、唤起感觉的训练方法。通过多次动作表象训练，可以提高患儿的表象再现及表象记忆能力，使患儿的注意力集中于正确的技术要求，有利于提高心理稳定性而促进运动技能的掌握。

4. 虚拟现实技术（VR）

虚拟现实技术是仿真技术与计算机图形学、人机接口技术、多媒体技术、传感技术和网络技术等多种技术的结合。通过输入设备、输出反馈设备和输入技能，向计算机输入各种命令，通过严密设计的三维交互传感设备，由计算机生成的实时动态三维立体逼真图像，将模拟环境、多感知（如视觉、听觉、触觉、力觉、运动觉、嗅觉和味觉等）、自然技能（如人的头部转动、眼睛、手势、其他人体行为动作）等分别反馈到 DCD 儿童的五官，进行反复的互动训练，对提高 DCD 患儿的运动协调功能具有重要的作用。

5. 特定任务训练法

特定任务治疗能提高 DCD 儿童的运动功能。特定的运动与心理干预相结合能够提高 DCD 儿童运动表现和自我概念。对于以基础动作训练和职能治疗为基础的现代物理治疗，目前研究较少。

6. 治疗师指导下的家长和教师干预法

该方法是治疗师根据每个 DCD 儿童的特点，为儿童设定简单易行的治疗方法，指导家长和教师进行干预，是行之有效的治疗方法。

（二）以过程为导向的干预方法

以过程为导向的干预方法（POT）包括感觉统合训练、本体感觉训练和知觉动作训练。其中以运动程序为导向治疗方法，包括感觉统合训练、感觉运动导向的治疗和程序导向治疗。这些训练方法主要是纠正运动过程中存在的缺陷，提高运动功能，但研究结果不一。

（三）生态干预法

生态干预法（El）认为运动技能的产生和发展是由于“协调结构”不断完善的结果。人的每一项技能动作所涉及的肌肉和关节不是直接由运动控制中枢调控，而是由神经系统中特定功能单位、协调结构或动作单元进行调节。动作单元是从运动“实践”和“经验”与运动环境互动中获取的。生态干预法不仅强调个体现阶段本身运动功能的恢复，更强调利用环境中不断对 DCD 儿童产生影响的因素进行矫正，实现动力系统理论模型中个体状况、运动环境和运动方式之间的交互。

（四）共患病的治疗

对最常见的共患病 ADHD 可用哌甲酯治疗，哌甲酯能改善 ADHD 儿童的注意力和减少行为问题，同时，可改善 DCD 儿童的动作能力，这种改善不仅表现在运动技能和平衡粗大动作上，还可提高动手能力和书写质量。

（五）家长、学校的参与

DCD 儿童主要生活在家庭，在家庭的表现容易被家长忽视而延误治疗；但他们在幼儿园和学校受教育时，尤其是在做游戏和体育活动时动作笨拙，表现突出，易被其他同学取笑而感到自卑和孤僻。因此，要向家长和学校宣教 DCD 的相关知识，早期发现，配合治疗非常重要。

六、预防及预后

（一）预防

（1）加强围产期保健，对高危患儿进行有效的防治，可有效预防和减轻脑损伤。

（2）加强婴幼儿期的粗大动作、精细动作、平衡和运动协调能力的训练。

（3）早发现、早干预，可大大提高 DCD 患儿的预后。

（二）预后

（1）有报道称 80% 的 DCD 患儿预后较好，20% 的患儿预后较差。

（2）DCD 伴有共患病的预后，如有多动症、感觉统合失调会影响儿童的学习和社会成就，可持续到青春期或成年。在儿童期主要影响生活自理能力和学业表现；少年时使他们感到困扰的主要是与同伴相处受挫；青春期则凸显自我意识、情绪和行为问题。

（3）有研究显示，DCD 是肥胖和冠心病的高危因素。

（4）合理的康复干预可有效改善 DCD 儿童的功能状况，提升活动参与水平，所有 DCD 儿童均应接受康复治疗。除专业的医师和治疗师外，家长和学校教师的积极支持必不可少。

（孙延学）

第二节　学习障碍

一、定义

学习障碍（LD）是一组听、说、写、推理以及数学能力获得和使用方面存在明显障碍的多种异源性失调综合征，即智力正常儿童在阅读、书写、拼字、表达、计算、思考等方面的基本心理过程存在一种或一种以上的特殊性障碍，常伴有社会交往和自我行为调节障碍。这类儿童不存在感觉器官和运动能力缺陷，也不是由原发性情绪障碍或教育剥夺所致。

二、病因

（1）遗传因素：有研究表明，同卵双胞胎 LD 发病率明显高于异卵双胞胎或对照组，阅读障碍具有家族高发特征；LD 较多出现自身免疫缺陷疾病和过敏性疾病，且左利手者居多。

（2）神经系统发育因素：头颅 CT、fMRI、SPECT 等影像学研究发现，阅读障碍者有呈对称性等大脑结构异常，神经递质等生化系统不平衡，同生期及发育早期营养不良、微量元素缺乏、情绪状态不佳和神经心理发育异常等。

（3）疾病因素：LD 与 ADHD、腭 - 心 - 面综合征（VCFS）、Turner 综合征、Rett 综合征、IDD、脆性 X 染色体综合征等病因学可能有关联。

（4）环境因素：家庭环境不良、学校教育水平和社会环境等因素的影响。

三、临床表现和分型

学习障碍不包括由于视力、听力或运动障碍，IDD、情绪紊乱或环境不利等所致。《精神障碍诊断与统计手册（第五版）》（DSM-5）将学习障碍分为以下四类。

（一）阅读障碍

阅读障碍包括字母辨认和拼读障碍、阅读理解障碍和流畅性障碍。可伴有运动、语言及其他方面的发育延迟。阅读能力明显落后于同龄儿童，无性别差异，母亲平均智商往往偏低，家庭社会经济条件较差。

（二）数学计算障碍

数字计算障碍是指数学学业成绩与其智力水平所能达到的成绩相比有显著性落后，包括计算障碍和解决问题障碍。主要表现在基本数学知识、原理、方法的掌握，数学运算能力以及实际生活中数学应用等方面出现问题。

（三）书写表达障碍

书写表达障碍包括书写障碍、拼写障碍和写作障碍，不一定与阅读困难共患，可能与发育延迟、注意缺陷和视听障碍等有关。

（四）其他非语言学习障碍

非语言学习障碍包括视觉组织障碍，动作协调障碍，社会技能障碍，执行功能障碍，推理、思维及概括困难等。

四、诊断

诊断时首先要向家长了解儿童的出生情况、发育过程、发病过程及其表现特征，并对儿童现场行为进行观察记录，必要时可向教师了解患儿在校的表现，需要多学科共同协作。诊断 LD 要考虑以下三个方面：① LD 儿童心理行为各方面的发展存在明显的不一致，或者学业成就的某些方面与其他能力的某些方面不一致；② LD 儿童的原因不是由 IDD、视觉或听觉损伤、情绪障碍或缺乏学习动机等造成的；③ LD 儿童在普通的教育措施下学习困难状况不会有太大改观，需要开展特殊教育。DSM-5 诊断标准如下。

（1）学习和使用学习技能困难，尽管已针对这些困难进行了干预，仍存在以下至少 1 种症状，至少持续 6 个月。

第一，阅读困难：①阅读不正确或缓慢，读词语费力，响亮读单词时不正确或慢，犹豫不决，常常猜词语，发词语音困难；②拼音困难，可出现增加、省略或元音、辅音的替代；③对朗读意思理解困难，能正确读课文但不能理解顺序、关系、推论或所朗读内容更深的意思。

第二，书写表达困难：句子中常出现多种语法或标点符号错误，段落条理性差，难以将想法用书面语言清晰地表达出来。

第三，数学困难：①掌握数字数据或计数困难，对数字大、小及其关系的理解困难，在字数计数上迷失方向，可出现用手指计加法，不能如同伴一样做算术；②数字推理困难，应用数字概念、数据或程序解答数量问题时有严重困难。

（2）个体学习技能在质和量上均低于其生理年龄所期望达到的水平，明显影响学习或职业工作，或日常生活中的活动，这已在个体接受标准化的成就测试和综合性的临床评定中得到证实。年龄≥17岁时，其受损的学习困难史可代替标准化的评定。

（3）学习困难始于学龄期，但直到学业要求高于个体水平时，才充分显现出来，如有时间限制的测验和学习负担过重等。

（4）学习困难并不能用IDD、视力或听力障碍、其他精神或神经疾病、心理社会不良因素和教育不当等来解释。

根据临床综合个人发育、医学、家庭、教育情况，进行学校报告和心理教育评定，符合上述4项诊断标准方可诊断。

五、康复评定

（一）量表评定

1. 学业成绩测验量表

学业成绩测验量表常用于测量某项学习计划的具体效果。侧重于听力理解、语言表达、阅读理解、书写、计算和基本推理几个方面，有一项距智力期望值落后2个标准差即可诊断。

2. 学生学习障碍筛查量表

学生学习障碍筛查量表是学术界较具权威和影响的LD诊断量表，国内已进行了标准化，是一种快速发现LD儿童的筛查测试方法，由接触儿童至少3个月以上的班主任或很熟悉这些儿童的人使用。量表分为语言和非语言两个类型的评定量表，主要对听觉的理解和记忆、会话用语、关系判断、运动能力和社会行为等进行评定。采用5级评分法，项目的总分为综合评定分，≤40分为可疑LD儿童。

3. 学习障碍评价量表

中文版量表由85个项目组成，从7个方面对LD进行评定。量表由3个因子构成：第一个因子为基本的脑力技能（如记忆力、注意力、思维力等），第二个因子为数学运算能力，第三个因子为处理语言文字资料的能力。该量表具有较好的信度和效度，可以较为准确地区分LD儿童与非LD儿童。

4. 学习困难检查表

学习困难检查表包括视知觉障碍和视觉障碍，有动觉协同障碍、听知觉障碍、概念能力障碍、记忆障碍、注意力障碍、失败综合征、危机干预、体质虚弱、过敏体质、起立性调节障碍、缺乏自立、情绪障碍、学习习惯不良、要求注意型、要求依赖型、要求权利型、要求报复型、视觉型、听觉型、动觉型等 20 个类型及 20 个分量表，共 230 道测试题。测试题按交叉排列原则将属于不同分量表的题目混合交叉排列，以避免评定者答题时受思维定式的影响。其采用的是五级评分法，由最了解儿童的家长或教师进行评分，避免测验的盲目性和片面性，为诊断提供了较全面的信息。效度和信度检验研究表明，此量表是较好的诊断学习困难儿童的工具。

5. 神经心理测验

如 Luria-Nebraska 神经心理成套测验（LNNB）、卡夫曼儿童成套评估测验（K-ABC）、记忆测验、单项神经心理测验等，主要用于评定 LD 儿童的神经心理模式或探索其神经心理机制。LD 儿童往往在这类测验上表现明显的结构偏异或者分值较低。

6. 智力和社会适应能力测试

常用韦氏学龄前及幼儿智力量表、韦氏学龄儿童智力量表或联合型瑞文测验来测试患儿的智力水平，用婴儿—初中学生社会生活能力量表测试儿童的社会适应能力，以排除 IDD。

（二）辅助检查

（1）头部 CT、fMRI、SPECT 等影像学显示阅读障碍者两侧面积多呈对称性等大脑结构异常。

（2）脑电图检查异常率高，具体表现为基础波形异常，慢波增多，甚至表现为发作性脑电图波形异常。但这类异常脑电图波形不具特异性，对学习障碍的诊断价值有限。

六、康复治疗

学习障碍的出现是多种因素综合作用的结果，因此，应该采取多方面的综合措施予以防治。对此，需要以心理治疗和特殊教育训练为主，以药物治疗为辅。同时，需要家长、教师、医务工作者和心理治疗工作者等的通力合作。

（一）学习方法和能力训练

LD 儿童的主要问题是基本学习能力不足，包括视知觉能力、语言能力、理解能力和感觉能力，以及多动 - 注意障碍等行为问题。通过操作训练能促进整个神经系统和大脑双侧半球的活动，有利于儿童手、眼、脑等的动作协调性发展，提高注意力和反思能力。通过提问的方式，建立视听旁路弥补或代偿视知觉的不足，建立鼓励机制，可以调节儿童的情绪和增强儿童的学习动力；通过综合调整，视知觉能力、语言能力、社交能力、理解和感觉运动能力均可得到有效提高，促进中枢神经系统发育和认知功能的全面发展。

1. 视听觉训练

可以进行视听觉识别训练、划消训练、注意力训练、记忆训练、思维概括能力训练和概念形成训练等。

2. 运动能力训练

可以通过拍球、跳绳等训练，提升 LD 儿童的基本节奏感；通过辨识自己及空间物体的左右、丢接球等训练，来提高对空间方位的认识。随着基本运动能力的提高，可以开展一些需要较高运动技能的项目，如划消训练、触觉辨认训练、电脑操作训练、手语训练、视动训练、书法训练，以及打乒乓球等体育运动。提高儿童的各种运动平衡协调能力，促进注意力集中，从而提高学习效率。

（二）特殊教育

应侧重通过多种方式，有针对性地对儿童进行技能训练，教会儿童补偿策略以提高其承受力，调整环境以提高其适应力，进行学校咨询或必要的课程修改，以及实施个别化教育计划（IEP）。

（三）心理行为干预

针对不良行为进行心理调节，以纠正不良行为；通过面谈进行咨询，给予支持与帮助，增强信心，以预防和治疗继发性的情绪问题；给予正负强化治疗及自控训练，纠正认知偏差和消除人际交往障碍；通过小组音乐、艺术、运动治疗及作业治疗等，可提高 LD 儿童的节奏感、自控力和协调能力等。

（四）感觉统合治疗

为 LD 儿童提供一个科学的与游戏相结合的训练环境是一种有效的治疗手段，改善儿童的感觉障碍及神经心理发育状况。通过系统刺激增强视觉感觉统合、视觉功能和协调功能。特别是对 LD 伴有感觉统合失调的特殊儿童的综合能力的提高有明显效果。

（五）药物

1. 促进脑功能和智力发育的药物

促进脑功能和智力发育的药物，包括吡拉西坦、盐酸吡硫醇、γ - 氨基丁酸等口服治疗药物等，目前疗效不确切，没有循证医学依据。因此，目前尚无治疗 LD 的特效药物。

2.LD 伴 ADHD

盐酸哌甲酯缓释片一般每日 1 次，每次 1 片（每片 18 mg），症状重者下午上课前再追加一次，伴抽动障碍或癫痫的儿童则慎用或避免使用盐酸哌甲酯；睡前服用三环类抗抑郁药（如丙米嗪、阿米替林）作为二线用药改善 LD 儿童的多动、焦虑、冲动、人际交往不良及遗尿等症状。

3.LD 伴情绪障碍、人际紧张、冲动和攻击行为

可予以小剂量利培酮药物。亦有报道称，可服用大剂量维生素及补充铁、锌等微量元素，但疗效究竟如何尚无定论。应加强防止儿童铅中毒和避免食用含添加剂、色素及防腐剂的食品。

（六）改善环境

父母和教师为 LD 儿童创造一个良好的发展环境可缓解他们的行为问题。家长要多与孩子进行沟通，加强情感交流，营造和谐民主的家庭氛围，帮助孩子制定一个有针对性的学习生活计划，给予具体的指导和鼓励。教师要以平等、亲切、尊重、关心的态度对待 LD 儿童，多采用鼓励的方法。

七、预防和预后

（一）预防

1. 早期预防

进行孕产妇相关知识的健康教育咨询、管理指导、家庭功能培训等，防止母亲孕期受到烟酒等有害物质的侵害，加强围生期保健和高危儿的随访管理，正确开展早期教育。

2. 早期干预

一旦发现儿童有语言或其他类型学习问题时应及时就诊，指导家长改进养育方式，尽早进行心理咨询与指导，这是防治学习障碍的重要环节之一。

（二）预后

（1）50% 以上的 LD 儿童的症状会随年龄的增长而自行缓解，但有些特殊技能的缺陷可能持续至成年期以后。

（2）15% ～ 30% 的 LD 儿童可能继发品行障碍和反社会行为，或导致长期社会适应不良，青春期后出现抑郁、自杀或精神疾病的风险高于一般人群。

（3）根据 LD 儿童的年龄、类型、程度、临床表现以及评定结果确定康复治疗计划与实施方案，改变 LD 儿童不良的自我意识，增强其自信心和学习动机。根据障碍儿童的

认知特点，采取有针对性的、个体化的综合性康复治疗，尽可能取得家长与学校的配合，可大大提高 LD 儿童的学习成绩，减少其心理行为问题。

（孙延学）

第三节　抽动障碍

一、定义

抽动障碍（TD）是一种起病于儿童时期，以抽动（如抽搐、眨眼、撅嘴、耸肩、摇头、不由自主出声、清喉咙和大叫等）为主要表现的神经发育障碍性疾病。临床表现具有多样性，常以突然发生的、快速的、重复或交替出现的无目的、不自主的单一或多部位肌群收缩为特征。伴发多种共患病，部分患儿表现出难治性。

二、病因

（1）遗传因素：同卵双生子的同患病率是 75% ～ 90%，单卵双生子的同患病率是 20%。

（2）神经生化异常：可能存在多巴胺（DA）、去甲肾上腺素（NE）、5- 羟色胺等神经递质的代谢紊乱。

（3）脑结构或功能异常：皮层—纹状体—丘脑—皮层环路结构和功能异常；发声抽动与皮层下神经回路活动调节异常有关。

（4）免疫因素：链球菌感染后自身免疫反应可能导致抽动障碍分类中的 Tourette 综合征。

（5）心理精神因素：忧伤、惊吓、激动、焦虑不安、学习负担过重，看惊险小说、刺激性强的电视节目等。

（6）家庭因素：父母关系紧张或离异、经常被训斥或者打骂、管教过严、家庭环境不良、教育失当等。

（7）药源性因素：长期服用中枢兴奋剂、抗精神病药、激素等。

三、临床特点

（一）临床分型和诊断

根据临床特点和病程长短，DSM-5 将 TD 分为短暂性抽动障碍、持久（慢性）运动或发声抽动障碍和 Tourette 综合征三种类型。

（1）短暂性抽动障碍：①出现单一或复杂运动或发声；②第一次发作至今时间不到1年；③18周岁前出现；④不是由物质依赖引起或其他疾病或后遗症；⑤从未诊断为Tourette综合征。

（2）持久（慢性）运动或发声抽动障碍：①仅出现单一或复杂运动或一种发声的临床症状；②抽动可中止和次数减少，但从第一次发作至少持续1年以上；③18周岁前出现；④不是由物质依赖引起或其他疾病或后遗症。⑤从未诊断为Tourette综合征、慢性运动或发声性抽动障碍。

（3）Tourette综合征：①抽动和发声均有发作，可同时或非同时发生；②抽动可中止和次数减少，但从第一次发作至少持续1年以上；③18周岁前出现；④不是由物质依赖引起或其他疾病或后遗症。

（二）鉴别诊断

（1）肌张力障碍：其是由主动肌与拮抗肌收缩不协调或过度收缩引起的，以肌张力异常的动作和姿势为特征的运动障碍综合征。也可表现为不自主运动引起的扭曲、重复运动或姿势异常，在紧张、生气或疲劳时加重，易与TD相混淆，但肌张力障碍的肌肉收缩顶峰有短时间持续而呈特殊姿势或表情，异常运动的方向及模式较为恒定。

（2）刻板性运动障碍（SMD）：①重复，被驱使，有明显的无目的性的运动行为（如摇手、摇摆身体、点头、撞击身体）；②重复性的运动行为会影响患儿社会、学业或其他活动，甚至可能会造成自伤；③症状在发育早期出现；④重复性的运动行为不由心理或躯体疾病引起，也不能用其他神经发育性疾病或精神疾病解释。

根据临床症状分为：①轻度，症状在感觉刺激或分散注意力后可以抑制；②中度，症状需要明确的保护措施和行为纠正；③重度，持续性监视及保护性措施可以避免其自伤。

（3）排除其他诊断，TD的诊断还需排除风湿性舞蹈病、亨廷顿舞蹈症、肝豆状核变性、癫痫、锥体外系疾病等，即多种器质性疾病及有关因素引起的继发性TD。

（三）共患病

（1）大约50%的TD患儿共患一种或多种共患病，包括ADHD、LD、强迫障碍（OCD）、睡眠障碍（SD）、情绪障碍（ED）、自伤行为（SIB）、品行障碍（CD）和暴怒发作等。

（2）共患ADHD最常见，其次是OCD。

（3）Tourette综合征50%～60%合并ADHD．40%～60%合并强迫症状。

（4）TD共患病越多，病情越严重。共患病增强了疾病的复杂性和严重性，影响患儿学习、社会适应能力、个性及心理品质的健康发展，给治疗和管理增添了诸多困难。

四、康复评定

（1）诊断，TD 的诊断缺乏特异性诊断指标，主要采用临床描述性诊断方法，依据患儿抽动症状及相关共患精神行为表现进行诊断。

（2）体格检查，包括神经检查、精神检查。

（3）脑电图检查可发现少数 TD 患儿背景慢化或不对称等现象，特别是对排除癫痫发作意义较大。

（4）头颅 CT 或 MRI，主要在于排除基底核等部位有无器质性病变。

（5）心理行为量表测验，如对疑有共患病 ADHD 的儿童应用持续性操作测验（CPT）和康氏儿童行为量表进行评估，进一步确诊或排除 ADHD。

（6）评估抽动严重程度，可采用耶鲁综合抽动严重程度量表（YGTSS）等进行量化评定，其 TD 严重程度判定标准为：YGTSS 总分 <25 分属轻度，25 ～ 50 分属中度，>50 分属重度。

五、康复治疗

（一）不要过度关注

对一些初发和程度较轻的 TD 患儿不要过度关注，过度关注反而会造成患儿心理紧张，加重病情。患儿有情绪紧张时要进行适当的心理疏导，密切观察，可暂不应用药物治疗。避免过度疲劳、过度兴奋、生气等剧烈的情绪变化，忌食酸性和辛辣食物。

（二）靶症状治疗

对患儿日常生活、学习或社交活动影响最大的靶症状进行治疗，TD 的靶症状通常是抽动。中重度 TD 患儿的治疗原则是药物治疗和心理行为治疗并重。而有些患儿靶症状是多动、冲动、强迫观念等共患病症状同时存在，需在精神科医生等多学科指导下制定个体治疗方案。

（三）药物治疗

对于影响到日常生活、学习或社交活动的中重度 TD 患儿，当单纯心理行为治疗效果不佳时，需要加用药物治疗。药物治疗应有一定的疗程，采取适宜的剂量，不宜过早换药或停药。

1. 常用药物

（1）硫必利：多巴胺 D_2 受体阻滞剂，起始剂量为每日 50 ～ 100 mg，治疗剂量为每日 50 ～ 500 mg，不良反应少而轻，可有头晕、乏力、嗜睡和胃肠道反应等。硫必利为 TD 的一线药物。

（2）舒必利：多巴胺 D_2 受体阻滞剂，起始剂量为每日 50 ～ 100 mg，治疗剂量为每日 200 ～ 400 mg。不良反应有嗜睡、体重增加和轻度锥体外系反应。舒必利为 TD 的一线药物。

（3）阿立哌唑：多巴胺 D_2 受体部分激动剂，起始剂量为每日 1.25 ～ 2.5 mg，治疗剂量为每日 2.5 ～ 15 mg。不良反应有头痛、失眠、易激惹、焦虑、嗜睡和胃肠道反应等。阿立哌唑为 TD 的一线药物。

（4）可乐定贴片（为透皮缓释贴片）：可乐定是 α_2 受体激动剂，起始剂量为每 7 日 1 mg，治疗剂量为每 7 日 1 ～ 2 mg。不良反应有镇静、头晕、头痛、乏力、口干、易激惹、嗜睡、直立性低血压和心电图 PR 间期延长。可乐定贴片为 TD 共患 ADHD 的一线药物。只需每周贴于耳后、上臂或背部皮肤处，适宜儿童使用。每片含 2 mg，每周换贴 1 次，贴片前局部需擦洗干净。如贴药后局部出现过敏反应，可改换贴药部位。

（5）氟哌啶醇：多巴胺 D_2 受体阻滞剂。起始剂量为每日 0.25 ～ 0.5 mg，治疗剂量为每日 1 ～ 4 mg。不良反应有嗜睡、锥体外系反应。氟哌啶醇为 TD 的二线药物。同服等量苯海索可减少其锥体外系反应。

2. 治疗方案

（1）一线药物：首选硫必利，效果不佳可选舒必利、阿立哌唑和可乐定贴片等。从最低剂量起始，逐渐缓慢加量，1 ～ 2 周增加一次剂量，至目标治疗剂量。

（2）强化治疗：病情基本控制后，需继续治疗剂量至少 1 ～ 3 个月。

（3）维持治疗：强化治疗阶段后病情控制良好，仍需维持治疗 6 ～ 12 个月，一般为治疗剂量的 1/2 ～ 2/3。强化治疗和维持治疗的目的在于巩固疗效和减少复发。

（4）停药：经过维持治疗阶段后，若病情完全控制，可考虑逐渐减停药物，减量期至少 1 ～ 3 个月。用药总疗程为 1 ～ 2 年。若症状再发或加重，则应恢复用药或加大剂量。

（5）联合用药：当使用单一药物仅能使部分抽动症状得以改善时，难治性 TD 亦需要联合用药。

（6）如共患 ADHD、OCD 或其他行为障碍时，可转诊至儿童精神科 / 心理科进行综合治疗。

（四）康复治疗

1. 心理行为治疗

心理行为治疗是改善抽动症状、干预共患病和改善社会功能的重要手段。轻症 TD 患儿多数采用单纯心理行为治疗即可奏效。对患儿和家长进行心理咨询，调整其心理状态，消除病耻感；采用健康教育指导患儿、家长、教师正确认识本病，淡化患儿的抽动症状。同时，可给予行为治疗，包括习惯逆转训练、效应预防暴露、放松训练、阳性强化、自我监察、消退练习、认知行为治疗等。习惯逆转训练和效应预防暴露是一线行为治疗。

2. 教育干预

在对 TD 患儿进行积极药物治疗的同时，对患儿的学习问题、社会适应能力和自尊心等方面予以教育干预。教育干预策略涉及家庭、学校和社会。鼓励患儿多参加文体活动等放松训练，避免接触不良刺激，如打电玩游戏、看惊险恐怖片等。家长应与学校老师多沟通交流，并通过教师引导学生不要嘲笑或歧视患儿。鼓励患儿大胆与同学及周围人交往，增强社会适应能力。

3. 经颅磁刺激（TMS）

经颅磁刺激是一种新型的神经电生理技术，可应用于 TD 和癫痫的治疗。

4. 经颅微电流刺激（CES）

经颅微电流刺激通过低强度微量电流刺激大脑，改变患者大脑异常的脑电波，促使大脑分泌一系列与抑郁、焦虑、失眠和 TD 等疾病存在密切联系的神经递质和激素，以此实现对这些疾病的治疗。这是一种安全、可靠的治疗焦虑的有效方法。

5. 生物反馈疗法

生物反馈疗法利用现代生理科学仪器，通过人体内生理或病理信息的自身反馈，使患者经过特殊训练后进行有意识的“意念”控制和心理训练，通过内脏学习达到随意调节自身躯体功能，从而消除病理过程，恢复身心健康。

6. 迷走神经刺激术（VNS）

迷走神经刺激术是一种不开颅的神经刺激方法，改变了以往开颅手术切除病灶的治疗模式。该方法对于药物不能控制的难治性癫痫和难治性 TD 有积极的治疗作用。

7. 脑深部电刺激（DBS）

脑深部电刺激属于有创侵入性治疗，主要适用于年长儿童（12 岁以上）或成人难治性 TD。应用多受体调节药物联合治疗或探索新药，已成为难治性 TD 治疗的趋势。同时，要寻求多学科协作，及时转诊至儿童精神科或功能神经外科治疗。

六、预防和预后

TD 是一种由遗传缺陷和不良环境因素所致的精神发育障碍性疾病，更有效的预防措施尚待研究。

TD 症状可随年龄增长和大脑发育逐渐减轻或缓解，需在 18 岁青春期过后评估其预后，总体预后相对良好。大部分 TD 患儿成年后能像健康人一样工作和生活，但也有少部分患儿抽动症状迁延或因共患病而影响到工作和生活质量。TD 患儿到成年期的三种预后：近半数患者病情完全缓解；30% ～ 50% 患者病情减轻；5% ～ 10% 患者一直迁延至成年或终生，病情无变化或加重，可因抽动症状或共患病而影响生活质量。TD 患儿的预后与是否合并共患病、是否有精神或神经疾病家族史以及抽动严重程度等危险因素有关。

（孙延学）

参考文献

[1] 葛均波，徐永健，王辰．内科学 [M]．9 版．北京：人民卫生出版社，2018.

[2] 李为民，陈霞．呼吸系统与疾病 [M]．2 版．北京：人民卫生出版社，2022.

[3] 黄晓琳，燕铁斌．康复医学 [M]．6 版．北京：人民卫生出版社，2018.

[4] 中华医学会儿科学分会精神学组．儿童抽动障碍的诊断与治疗建议 [J]．中华儿科杂志，2013，51（1）：72-75.

[5] 乐卫东．帕金森病中西医治疗 [M]．北京：科学出版社，2016.

[6] 佟菲．神经内科偏瘫患者综合性康复治疗的临床分析 [J]．当代医学，2022，28（06）:34-36.

[7] 田亭亭，郗崇利．分析慢性萎缩性胃炎患者消化内科临床治疗效果 [J]．中国农村卫生，2021，13（14）:14-16.

[8] 贾建平，陈生弟．神经病学 [M]．8 版．北京：人民卫生出版社，2018.

[9] 许幼晖．西医内科学 [M]．北京：人民卫生出版社，2018.